抢救流程设计科学·操作步骤分解详细·药物使用查阅简便

实用急救手册

The Practical Guide to Emergency Treatment

袭雷鸣　李　慧。主编

张葆青　潘月丽。主审

尤　可。作序

U0278467

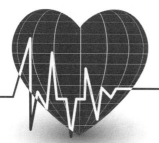

第二版

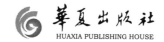

华夏出版社

HUAXIA PUBLISHING HOUSE

编委会名单

再版推荐序

尤　可

2020年初，新型冠状病毒肺炎（COVID-19）汹涌来袭，肆虐全球，给世界各国人民的生命健康带来巨大的威胁。在党中央和国务院的领导下，我国各省市急危重症、呼吸系统疾病等专业的优秀医护人才首当其冲，奋战一线，攻坚克难，最终使疫情得到全面控制。急危重症专业因而受到前所未有的重视。

我国的急危重症医学经过数十年的发展，日渐系统化、规范化，在急危重症患者的救治中发挥了重要作用。床旁支气管镜技术、床旁超声技术、血液净化技术等在各级医院得到广泛开展。体外膜肺氧合（Extracorporeal Membrane Oxygenation，ECMO）技术在大型三甲医院逐渐普及，挽救了越来越多重症心肺功能衰竭患者的生命。危重症医学正面临重要的发展机遇，但也存在一些挑战，譬如我们临床工作者如何不断学习新知识、掌握新技术，以满足人民群众的健康需求。

由山东中医药大学附属医院袭雷鸣、李慧等编写的《实用急救手册》第二版，涉及临床常见危急重症抢救流程、临床常见急救操作技术、中医学在急救方面的应用、ICU常用药物和特殊药物的使用等方面，在第一版的基础上，根据急诊重症领域的相关指南和共识，增加了主动脉内球囊反搏（IABP）、连续性肾脏替代治疗（CRRT）、体外膜肺氧合（ECMO）、重症超声技术。全书语言简明，内容丰富，重点突出，有助于急诊医学医师、重症医学医师学习和阅读，不断提高急危重症的救治水平。

很高兴有此机会作序，也乐于推荐给各位同道阅读。心之所向，一苇以航，不忘初心，救死扶伤，让我们共同努力推动我国急危重症医学的发展，为我国人民的生命健康福祉贡献一份力量。

推荐人简介

尤可（1957～），男，汉族，山东济南人。山东中医药大学附属医院教授、主任医师、硕士生导师，山东名中医药专家。曾任山东中医药大学附属医院急诊科、重症医学科主任、心病科主任、高血压国家中医临床研究基地重点病种负责人。先后担任山东省五级师承第二批、第四批学术经验继承工作指导老师。

社会兼职：世界中医药学会联合会心血管病专业委员会理事、中国医师协会中西医结合医师分会心血管病专家委员会常务委员、中国医师协会心脏重症专家委员会山东省分会委员、山东中医药学会急诊专业委员会副主任委员、山东中西医结合学会急救专业委员会委员、山东省医师协会急救医学医师分会委员、山东省病理生理学会重症医学专业委员会委员等职。主编著作6篇，发表国内外论文40余篇，承担参与国家级省局级课题9项。

第一版编者的话

在临床工作、临床课程讲授以及实习带教的过程中，经常会有同事、学生探讨急救过程中出现的各种问题，急救也是各级医生必须掌握的基本功之一。遇到什么样的情况，应该如何处理，每一步需要做什么，用哪些药物等，都是我们最关心和最担心的问题。遇到危急重症的发生，抢在时间的前面，及时进行处理以控制病情、挽救生命至关重要。编写这本书的目的在于为各级医生提供一个实用、简洁、便于查阅的工具书。

本书的主要内容有四部分：

第一部分用流程图的形式阐述了常见急危重症的抢救过程。包括急救常规流程，休克，过敏反应，药物、铅、苯、汞、有机磷急性中毒，急性左心衰竭，成人、儿童无脉性心跳骤停，急性心肌梗死、成人致命性快速心律失常、高血压危象、急性喉梗阻、大咯血、抽搐急性发作期、急性上消化道出血、低血糖症、癫痫持续状态、高温中暑、淹溺、电击伤等。因为抢救的复杂程度不同，流程图的繁简有异，为了便于读者阅读，尽量将某一个疾病的流程图放在同一个版面内，故在疾病的前后顺序上进行了调整，未按照常规内科学中按不同的系统对疾病进行排序、分类。

第二部分主要阐述了临床常见的急救操作技术。包括心肺脑复苏术、循环支持技术（非同步直流电除颤术、同步直流电除颤术、择期同步直流电转复术）、呼吸支持技术（氧气疗法、气管插管及拔管术、气管切开术、机械通气的撤离）、雾化吸入疗法、纤维支气管镜在ICU的应用、中心静脉压监测、创伤性动脉压监测、ICU常用穿刺技术（中心静脉穿刺置管、胸腔穿刺术、胸腔闭式引流术、腹腔穿刺术、心包穿刺术、颅内压监测、腰椎穿刺术、骨髓穿刺术）、常用插管技术（胃插管术及胃肠减压术、纤维胃镜操作术、经皮内镜胃造瘘术、三腔二囊管压迫止血法、导尿术）及其他操作技术常规（呼出气二氧化碳监测、胃黏膜内 PH 值监测、持续肾脏替代治疗、输血技术）等。

中国传统医学博大精深，某些治则治法在急救中的应用也由来已久，并且秉承了中医简、便、廉、验的治疗原则且效果显著。故本书的第三部分主要阐述了中医学常用急救方法和常见急救病症中根据辨证论治原则应用针灸、穴位按压以及放血疗法进行治疗的取穴和治法。

在急救过程中，除了前述生命维持技术之外，应用最多的当属药物。在本书第四部分中主要阐述了 ICU 常用药物和特殊药物的使用。包括各类抗菌药物、抗病毒药物，以及 ICU 抢救急危重症患者的常用药，常用麻醉、镇静药物，特异性解毒药。

在本书的最后，将中医"急救三宝"（即温病三宝）、持续静脉滴注药物、儿科临床常用药物剂量、儿科常用临床体征参考范围、儿科临床常用退热药的用法等临床常用的必备知识作为附录（表）内容，供读者查阅、参考。

在书稿的编写过程中，我们尽量做到层次分明，图、文、表的内容相互补充完善，让读者一目了然，便于迅速掌握急救知识，符合临床急救的需要和特点，以期为临床培养优秀的急救人才。

特别说明：本书所涉及的药物用法用量为特殊情况下的抢救剂量，仅供参考，在实际临床中，请根据情况合理调整。

限于我们的学识和水平，加之时间仓促，内容及观点有不足之处，敬请各位读者批评雅正。

目　录

第一部分　临床常见危急重症抢救流程

急救常规流程…………………………………………………………2

休克抢救流程…………………………………………………………4

过敏反应抢救流程……………………………………………………6

急性中毒诊疗抢救流程………………………………………………8

急性药物中毒诊疗流程………………………………………………9

铅、苯、汞急性中毒诊疗流程………………………………………10

急性有机磷中毒抢救流程……………………………………………12

急性左心功能衰竭抢救流程…………………………………………14

成人无脉性心跳骤停抢救流程………………………………………16

儿童无脉性心跳骤停抢救流程………………………………………18

急性心肌梗死抢救流程………………………………………………20

成人致命性快速心律失常抢救流程…………………………………22

高血压危象抢救流程…………………………………………………24

急性喉梗阻抢救流程…………………………………………………26

大咯血的紧急处理抢救流程…………………………………………28

抽搐急性发作期抢救流程……………………………………………29

急性上消化道出血抢救流程…………………………………………30

低血糖症抢救流程……………………………………………………32

全身性强直—阵挛性发作持续状态（癫痫持续状态）抢救流程………34

高温中暑诊疗抢救流程 ································ 36

淹溺抢救流程 ······································· 38

电击伤抢救流程 ····································· 39

第二部分　临床常见急救操作技术

第一节　心肺脑复苏术（CPCR）···················· 42

第二节　循环支持技术 ······························ 47

一、非同步直流电除颤术 ························ 47

二、同步直流电除颤术 ·························· 47

三、择期同步直流电转复术 ······················ 48

第三节　呼吸支持技术 ······························ 51

一、氧气疗法 ································· 51

二、气管插管及拔管术 ·························· 53

三、气管切开术 ······························· 58

四、机械通气技术 ····························· 60

五、机械通气的撤离 ···························· 62

第四节　雾化吸入疗法 ······························ 64

第五节　纤维支气管镜检查 ·························· 65

第六节　中心静脉压监测 ···························· 69

第七节　创伤性动脉压监测 ·························· 71

第八节　腹腔内压（膀胱内压）测定 ················· 74

第九节　主动脉内球囊反搏术（IABP）··············· 75

第十节　体外膜肺氧合（ECMO）···················· 78

第十一节　脉搏指示连续心排血量监测（PiCCO）······· 82

第十二节　连续性肾脏替代治疗（CRRT）············· 85

第十三节　ICU 常用穿刺技术 ······················· 91

一、深静脉穿刺置管 ···························· 91

二、胸腔穿刺术 ……………………………………………………… 98

三、胸腔闭式引流术 ……………………………………………… 100

四、腹腔穿刺术 …………………………………………………… 103

五、心包穿刺术 …………………………………………………… 104

六、颅内压监测 …………………………………………………… 105

七、腰椎穿刺术 …………………………………………………… 106

八、骨髓穿刺术 …………………………………………………… 108

第十四节　常用插管技术操作常规 ………………………………… 111

一、胃插管术及胃肠减压术 ……………………………………… 111

二、纤维胃镜操作术 ……………………………………………… 114

三、经皮内镜胃造瘘术 …………………………………………… 116

四、三腔二囊管压迫止血法 ……………………………………… 117

五、导尿术 ………………………………………………………… 118

第十五节　其他操作技术 …………………………………………… 120

一、呼出气二氧化碳监测（ETCO₂） …………………………… 120

二、胃黏膜内 PH 值（PHi）监测 ………………………………… 122

三、输血技术 ……………………………………………………… 123

四、重症超声 ……………………………………………………… 124

第三部分　中医学在急救方面的应用

第一节　中医常用急救方法 ………………………………………… 130

一、针法和灸法 …………………………………………………… 130

二、拔火罐疗法 …………………………………………………… 130

三、针刺十宣穴 …………………………………………………… 131

四、嗅鼻法 ………………………………………………………… 131

五、催吐法 ………………………………………………………… 131

六、推拿法 ………………………………………………………… 131

七、刮痧疗法 ………………………………………………… 132

第二节　针灸在急救中的应用 ……………………………… 132

一、晕厥 ……………………………………………………… 132

二、虚脱 ……………………………………………………… 132

三、癫痫 ……………………………………………………… 133

四、休克 ……………………………………………………… 133

五、昏迷 ……………………………………………………… 134

六、心跳骤停 ………………………………………………… 134

七、小儿惊厥 ………………………………………………… 135

八、急性酒精中毒 …………………………………………… 135

九、支气管哮喘 ……………………………………………… 135

第三节　穴位按压手法在急救中的应用 …………………… 136

一、昏迷 ……………………………………………………… 136

二、中暑 ……………………………………………………… 136

三、假死 ……………………………………………………… 137

四、痧症 ……………………………………………………… 137

五、中毒 ……………………………………………………… 137

六、溺水 ……………………………………………………… 138

七、中风 ……………………………………………………… 138

八、癫狂 ……………………………………………………… 138

九、足转筋 …………………………………………………… 139

十、产后昏厥 ………………………………………………… 139

十一、小儿惊厥 ……………………………………………… 139

十二、胸心绞痛 ……………………………………………… 140

十三、外伤出血 ……………………………………………… 140

十四、急性腹痛 ……………………………………………… 141

十五、急性腰痛 …………………………………………………………141

第四节 放血疗法在急救中的应用 ………………………………………141

一、常用放血疗法 ………………………………………………………142

二、放血疗法注意事项 …………………………………………………142

三、放血疗法常用穴位 …………………………………………………142

第五节 中成药在急救中的应用 …………………………………………143

一、心绞痛 ………………………………………………………………143

二、脑卒中 ………………………………………………………………144

三、中暑 …………………………………………………………………146

四、休克 …………………………………………………………………147

五、脓毒症 ………………………………………………………………147

六、急性出血 ……………………………………………………………148

第四部分 ICU 常用药物和特殊药物的使用

第一节 抗菌药物 …………………………………………………………150

一、抗菌药物的分类 ……………………………………………………151

二、抗菌药物之间的相互作用 …………………………………………158

三、抗菌药物主要作用机制 ……………………………………………158

四、抗菌药物针对性治疗用药 …………………………………………158

第二节 抗病毒药物 ………………………………………………………160

一、核苷类 ………………………………………………………………160

二、非核苷类 ……………………………………………………………165

三、其他类型 ……………………………………………………………166

第三节 ICU 抢救及危重患者常用药 ……………………………………170

第四节 常用麻醉、镇静药 ………………………………………………176

第五节 特异性解毒药 ……………………………………………………180

附录一 中医"急救三宝" ………………………………………………184

附录二　持续静脉滴注药物表……………………………………185

附录三　儿科临床常用药物剂量表………………………………188

附录四　儿科临床常用体征参考标准……………………………190

附录五　儿科临床常用退热药……………………………………193

第一部分

临床常见危急重症抢救流程

急救常规流程

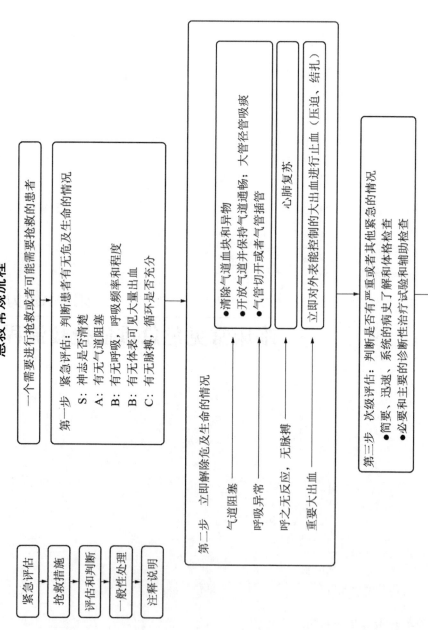

一个需要进行抢救或者可能需要抢救的患者

第一步 紧急评估：判断患者有无危及生命的情况
  S：神志是否清楚
  A：有无气道阻塞
  B：有无呼吸，呼吸频率和程度
  B：有无体表可见大量出血
  C：有无脉搏，循环是否充分

第二步 立即解除危及生命的情况

  气道阻塞 ——→ ● 清除气道血块和异物
              ● 开放气道并保持气道通畅；大管径管吸痰
              ● 气管切开或者气管插管

  呼吸异常 ——→

  呼之无反应，无脉搏 ——→ 心肺复苏

  重要大出血 ——→ 立即对外表能控制的大出血进行止血（压迫、结扎）

第三步 次级评估：判断是否有严重或者其他紧急的情况
  ● 简要、迅速、系统的病史了解和体格检查
  ● 必要和主要的诊断性治疗试验和辅助检查

紧急评估
抢救措施
评估和判断
一般性处理
注释说明

第四步　优先处理患者当前最为严重或者其他紧急的问题

A：固定重要部位的骨折，闭合胸腹部伤口

B：建立静脉通道或者骨通道，对危重者如果90s无法建立静脉通道者需要建立骨通道

C：吸氧：通常需要大流量吸氧，目标是保持血氧饱和度在95%以上

D：抗休克（见"休克抢救流程"）

E：纠正呼吸、循环、代谢、内分泌紊乱

第五步　主要的一般性处理

● 体位：通常需要卧床休息，侧卧位面向一侧可以防止误吸和窒息

● 监护：进一步监护心电、血压，脉搏和呼吸，必要时检测出入量

● 生命体征：力争保持在理想状态：血压90～160/60～100mmHg，心率50～100次/min，呼吸12～25次/min

● 如为感染性疾病，治疗严重感染

● 处理广泛的软组织损伤

● 治疗其他的特殊急诊问题

● 寻求完整、全面的资料（包括病史）

● 选择适当的进一步诊断性治疗试验和辅助检查以明确诊断

● 正确确定去向（例如，是否住院，去ICU，留院短暂观察或回家）

● 完整记录充分反映患者抢救、治疗和检查的情况

● 尽可能满足患者的愿望和要求

休克抢救流程

血压：收缩压<90mmHg和（或）脉压差<30mmHg

1

- 卧床休息，头低位。开放气道并保持通畅，必要时行气管插管
- 建立大静脉通道，紧急配血备血
- 大流量吸氧，保持血氧饱和度95%以上
- 监护心电、血压、脉搏和呼吸
- 留置导尿管，中心静脉置管测中心静脉压（CVP），计每小时出入量（特别是尿量）
- 镇静：地西泮5～10mg肌肉注射或静脉注射
- 如果有明显的体表出血应尽早止血，以直接压迫为主

2

- 初步容量复苏（血流动力学不稳定者），双通路输液：
快速输液20～40ml/kg林格氏液或生理盐水，及胶体液（低分子右旋糖酐或贺斯*）100～200ml/5～10min
- 经适当容量复苏后仍持续低血压则给予血管加压药：
收缩压70～100mmHg：多巴胺2.5～20μg/（kg•min）
收缩压<70mmHg：去甲肾上腺素0.5～30μg/min
- 纠正酸中毒：机械通气和难治气休克复苏无效的严重酸中毒则考虑碳酸氢钠125ml静脉滴注

3

评估休克情况：

- 血压：（体位性）、低血压、脉压下降
- 皮肤表现：苍白、灰暗、出汗、瘀斑
- 呼吸：早期增快、晚期呼吸衰竭肺部啰音、后期代谢性酸中毒，粉红色泡沫样痰
- 代谢改变：早期呼吸性碱中毒、后期代谢性酸中毒
- 头部、脊柱外伤史
- 血常规、电解质异常

- 心率：多增快
- 体温：高于或低于正常
- 肾脏：少尿
- 神志：不同程度改变
- 可能过敏原接触史
- 心电图、心肌标志物异常

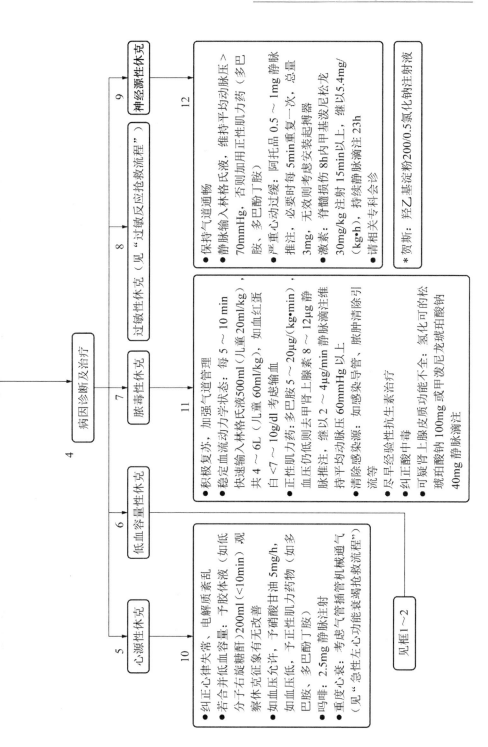

4　病因诊断及治疗

5　心源性休克

6　低血容量性休克

7　脓毒性休克

8　过敏性休克（见"过敏反应抢救流程"）

9　神经源性休克

10
- 纠正心律失常、电解质紊乱
- 若合并低血容量：于胶体液（如低分子右旋糖酐）200ml（<10min）观察休克征象有无改善
- 如血压允许，于硝酸甘油5mg/h，如血压低，于正性肌力药物（如多巴胺、多巴酚丁胺）
- 吗啡：2.5mg 静脉注射
- 重度心衰：考虑气管插管机械通气（见"急性左心功能衰竭抢救流程"）

11
- 积极复苏、加强气道管理
- 稳定血流动力学状态：每5~10min 快速输入林格氏液500ml（儿童20ml/kg），共4~6L（儿童60ml/kg），如血红蛋白<7~10g/dl考虑输血
- 正性肌力药：多巴胺5~20μg/(kg·min)，血压仍低则去甲肾上腺素8~12μg 静脉推注，继以2~4μg/min 静脉滴注维持平均动脉压60mmHg以上
- 清除感染源：如感染导管、脓肿清除引流等
- 尽早经验性抗生素治疗
- 纠正酸中毒
- 可疑肾上腺皮质功能不全：氢化可的松琥珀酸钠100mg或甲泼尼龙琥珀酸钠40mg 静脉滴注

12
- 保持气道通畅
- 静脉输入林格氏液，维持平均动脉压>70mmHg，否则加用正性肌力药（多巴胺、多巴酚丁胺）
- 严重心动过缓：阿托品0.5~1mg 静脉推注，必要时每5min重复一次，总量3mg，无效则考虑安装起搏器
- 激素：脊髓损伤8h内甲基泼尼松龙30mg/kg注射15min以上，继以5.4mg/(kg·h)，持续静脉滴注23h
- 请相关专科会诊

*贺斯：羟乙基淀粉200/0.5氯化钠注射液

见框1~2

过敏反应抢救流程

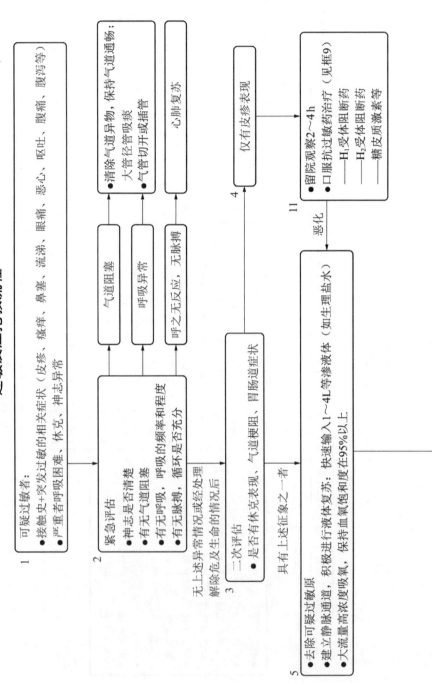

1 可疑过敏者：
- 接触史＋突发过敏的相关症状（皮疹、瘙痒、鼻塞、流涕、眼痛、恶心、呕吐、腹痛、腹泻等）
- 严重者呼吸困难、休克、神志异常

2 紧急评估
- 神志是否清楚
- 有无气道阻塞
- 有无呼吸，呼吸的频率程度
- 有无脉搏，循环是否充分

气道阻塞 → 清除气道异物，保持气道通畅；大管径管吸痰

呼吸异常 → 气管切开或插管

呼之无反应，无脉搏 → 心肺复苏

无上述异常情况或经处理解除危及生命的情况后

3 二次评估
- 是否有休克表现、气道梗阻、胃肠道症状

仅有皮疹表现

4

具有上述征象之一者

5
- 去除可疑过敏原
- 建立静脉通道，积极进行液体复苏：快速输入1～4L等渗液体（如生理盐水）
- 大流量高浓度吸氧，保持血氧饱和度在95%以上

恶化

11
- 留院观察2～4h
- 口服抗过敏药治疗（见框9）
  - H_1受体阻断药
  - H_2受体阻断药
  - 糖皮质激素等

6 药物治疗
- 肾上腺素：首次，0.3～0.5mg肌肉注射或者皮下注射，可每15～20min重复给药。心跳呼吸停止或严重者应大剂量给药，1～3mg静脉推注或肌肉注射，无效者，3min后继续给予3～5mg。仍无效者，可4～10μg/min静脉滴注
- 糖皮质激素：早期应用，甲泼尼龙琥珀酸钠80mg或地塞米松10mg静脉推注，然后滴注维持
- H₁受体阻断药：苯海拉明25～50mg或异丙嗪50mg，静脉或肌肉注射

→ 有效

7 评估通气是否充足
- 进行性声音嘶哑、喘鸣、口咽肿胀者推荐早期气管插管
- 出现喘鸣音加重，发声困难或失声、喉头水肿、面部及颈部肿胀和低氧血症等气道梗阻表现者：加强气道保护、吸入沙丁胺醇，必要时建立人工气道

→ 有效

8 评估血压是否稳定
- 低血压者，需快速输入1～2L等渗晶体液（如生理盐水）
- 血管活性药物（如多巴胺2.5～20μg/（kg·min））静脉滴注
- 纠正酸中毒（如5%碳酸氢钠注射液125ml静脉滴注）

→ 有效

9 继续给予药物治疗
- 糖皮质激素：醋酸泼尼松（5～20mg Qd或Tid）、氢化可的松、甲泼尼龙琥珀酸钠、氢化可的松琥珀酸钠或地塞米松等
- H₁受体阻断药：苯海拉明、异丙嗪、赛庚啶（2mg Tid）、西替利嗪（10mg Qd）、氯雷他定（10mg Qd）
- H₂受体阻断药：法莫替丁（20mg Bid）
- β肾上腺受体激动药：支气管痉挛者吸入沙丁胺醇气雾剂
- 其他：10%葡萄糖酸钙注射液10～20ml静脉注射；维生素C、氨茶碱等

10 留院观察24h或入院

急性中毒诊疗抢救流程

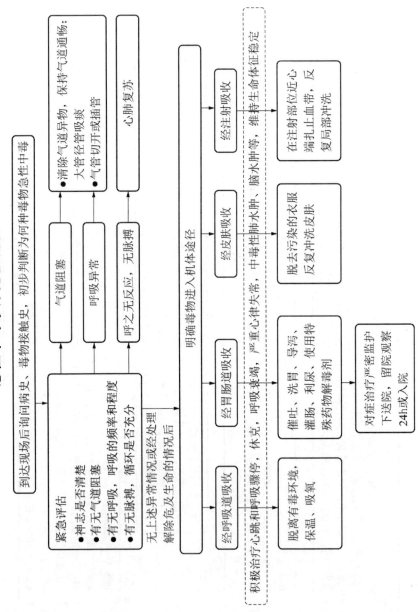

急性药物中毒诊疗流程

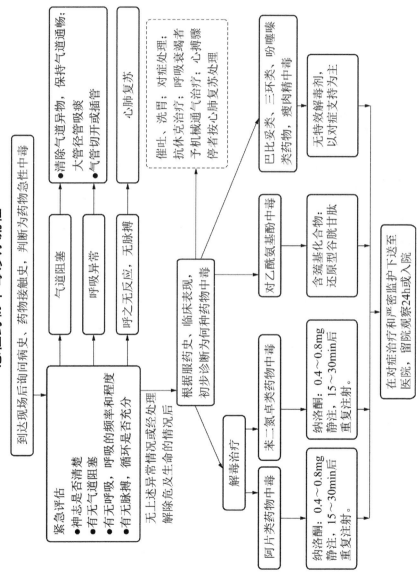

铅、苯、汞急性中毒诊疗流程

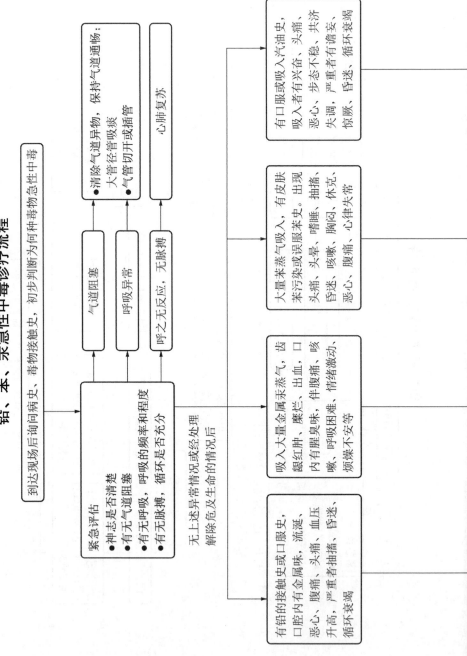

到达现场后询问病史、毒物接触史，初步判断为何种毒物急性中毒

紧急评估
- 神志是否清楚
- 有无气道阻塞
- 有无呼吸，呼吸的频率和程度
- 有无脉搏，循环是否充分

无上述异常情况或经处理
解除危及生命的情况后

气道阻塞 → 清除气道异物，保持气道通畅；
大管径气管吸痰
气管切开或插管

呼吸异常

呼之无反应，无脉搏 → 心肺复苏

有铅的接触史或口服史，口腔内有金属味、流涎、恶心、头痛、血压升高，腹痛、严重者抽搐、昏迷、循环衰竭

吸入大量金属汞蒸气，齿龈红肿、糜烂、出血，口内有腥臭味，伴腹痛、咳嗽、呼吸困难、情绪激动、烦躁不安等

大量苯蒸气吸入，有皮肤苯污染或误服苯史。出现头痛、头晕、嗜睡、抽搐、昏迷、咳嗽、胸闷、休克、恶心、腹痛、心律失常

有口服或吸入汽油史，头痛、兴奋、共济失调、步态不稳，恶心，严重者有谵妄、昏迷、循环衰竭、惊厥

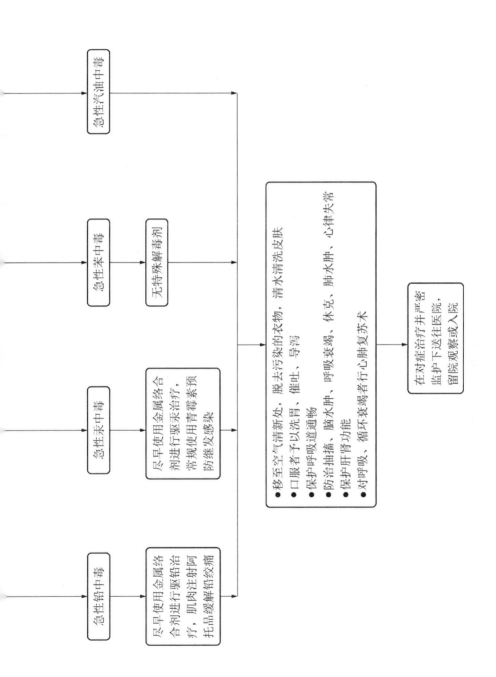

急性有机磷中毒抢救流程

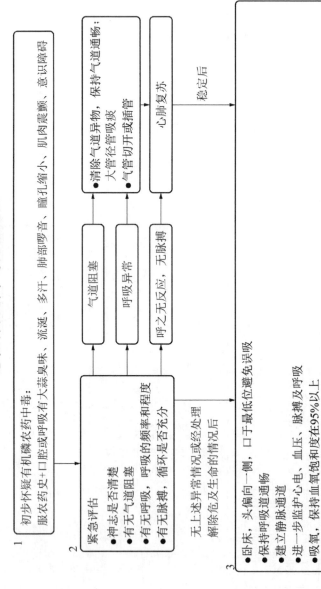

1 初步怀疑有机磷农药中毒：
服农药史＋口腔或呼吸有大蒜臭味、流涎、多汗、肺部啰音、瞳孔缩小、肌肉震颤、意识障碍

2 紧急评估
- 神志是否清楚
- 有无气道阻塞
- 有无呼吸，呼吸的频率和程度
- 有无脉搏，循环是否充分

↓ 气道阻塞 → 清除气道异物，保持气道通畅：
大管径吸痰
气管切开或插管

↓ 呼吸异常

↓ 呼之无反应、无脉搏 → 心肺复苏

稳定后 →

无上述异常情况或经处理
解除危及生命的情况后

3
- 卧床、头偏向一侧、口干最低位避免误吸
- 保持呼吸道通畅
- 建立静脉通道
- 进一步监护心电、血压、脉搏及呼吸
- 吸氧、保持血氧饱和度在95%以上
- 镇静、烦躁、抽搐者可予以地西泮5～10mg或劳拉西泮1～2mg静脉注射
- 如有条件可进行血清胆碱酯酶活性检测
- 检测电解质

阿托品1～2mg静脉注射（推注速度不宜超过2～5mg/min）

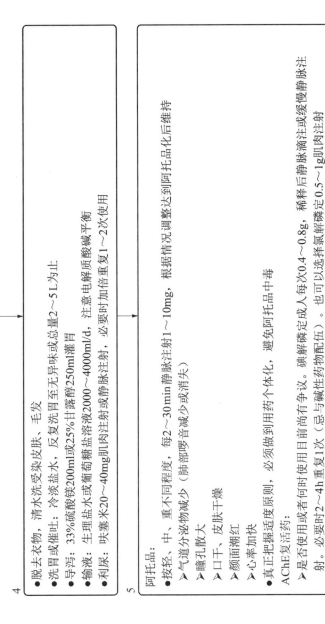

4

- 脱去衣物，清水洗受染皮肤、毛发
- 洗胃或催吐：冷淡盐水，反复洗胃至无异味或总量2～5L为止
- 导泻：33%硫酸镁200ml或25%甘露醇250ml灌胃
- 输液：生理盐水或葡萄糖盐溶液2000～4000ml/d，注意电解质酸碱平衡
- 利尿：呋塞米20～40mg肌肉注射或静脉注射，必要时加倍重复1～2次使用

5

阿托品：
- 按轻、中、重不同程度，每2～30min静脉注射1～10mg，根据情况调整达到阿托品化后维持
- 气道分泌物减少（肺部啰音减少或消失）
  - 瞳孔散大
  - 口干、皮肤干燥
  - 颜面潮红
  - 心率加快
- 真正把握适度原则，必须做到用药个体化，避免阿托品中毒

AChE复活药：
- 是否使用及何时使用目前尚有争议。碘解磷定成人每次0.4～0.8g，稀释后静脉滴注或缓慢静脉注，必要时2～4h重复1次（忌与碱性药物配伍）。也可以选择氯解磷定0.5～1g肌肉注射

6

上述治疗无效
- 核实诊断的正确性
- 试用血液透析和血液灌流

急性左心功能衰竭抢救流程

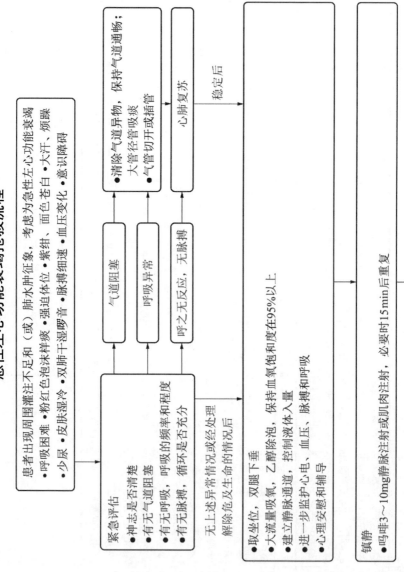

患者出现周围灌注不足和（或）肺水肿样征象，考虑为急性左心功能衰竭
•呼吸困难 •粉红色泡沫样痰 •强迫体位 •面色苍白 •大汗 •烦躁
•少尿 •皮肤湿冷 •双肺干湿啰音 •脉搏细速 •血压变化 •意识障碍

紧急评估
●神志是否清楚
●有无气道阻塞
●有无呼吸，呼吸的频率和程度
●有无脉搏，循环是否充分

无上述异常情况或经处理
解除危及生命的情况后

●取坐位，双腿下垂
●大流量吸氧，乙醇除泡，保持血氧饱和度在95%以上
●建立静脉通道，控制液体入量
●进一步监护心电、血压、脉搏和呼吸
●心理安慰和辅导

气道阻塞

呼吸异常

呼之无反应、无脉搏

●清除气道异物，保持气道通畅；
大管径管径吸痰
●气管切开或插管

心肺复苏

稳定后

镇静
●吗啡3～10mg静脉注射或肌肉注射，必要时15min后重复

利尿剂
●呋塞米、液体潴留量少者20～40mg静脉推注，重度液体潴留者40～100mg静脉推注或5～40mg/h静脉滴注，持续滴注呋塞米达到靶剂量比单独大剂量应用更有效
➢可用双氢克尿噻（25～50mg Bid）或螺内酯（25～50mg Qd）；也可加用扩张肾血管药（多巴胺或多巴酚丁胺）。小剂量联合用药比单独大剂量应用一种药物更有效，副作用少

扩血管药物（平均血压>70mmHg）
●硝酸甘油，以20μg/min开始，可逐渐加量至200μg/min
●硝普钠，0.3～5μg/（kg•min）缓慢静脉滴注（容器避光）
●酚妥拉明，0.1mg/min静脉滴注，每隔10min调整，最大可增至1.5～2mg/min

正性肌力药物（有外周低灌注的表现或肺水肿者适用，根据平均血压使用）
●多巴酚丁胺，2～20μg/（kg•min）静脉滴注
●多巴胺，3～5μg/（kg•min）静脉滴注，具有正性肌力作用，过大或过小均无效，反而有害
●去甲肾上腺素，0.2～1.0μg/（kg•min）静脉滴注
●肾上腺素，1mg静脉注射，3～5分钟后可重复一次，0.05～0.5μg/（kg•min）静脉滴注

洋地黄（适用于伴有快速心房率的心房纤颤患者发生的左室收缩性心衰）
●西地兰，0.2～0.4mg静脉缓推或静脉滴注，2小时后可重复一次

其他可以选择的治疗
●氨茶碱；β_2受体激动剂（如沙丁胺醇或特布他林雾剂）
●纠正代谢性酸中毒（如5%NaHCO₃ 125～250mg静脉滴注）

●寻找病因并进行治疗
●侵入性人工机械通气只在上述治疗和（或）应用无创正压机械通气无反应时应用
●有条件时，对难治性心衰或终末期心衰病人给予主动脉内球囊反搏术（IABP）
●可能会使用除颤或透析

成人无脉性心跳骤停抢救流程

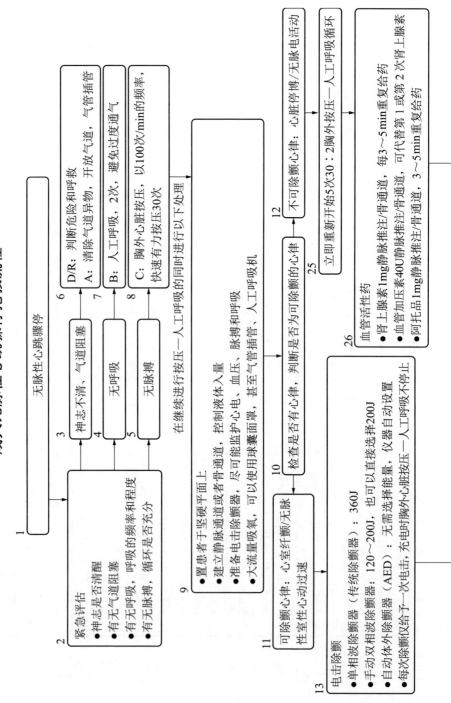

1 无脉性心跳骤停

2 紧急评估
●神志是否清醒
●有无气道阻塞
●有无呼吸，呼吸的频率和程度
●有无脉搏，循环是否充分

3 神志不清、气道阻塞

4 无呼吸

5 无脉搏

6 D/R：判断危险和呼救
A：清除气道异物，开放气道，气管插管

7 B：人工呼吸，2次，避免过度通气

8 C：胸外心脏按压，以100次/min的频率，快速有力按压30次

9 ●置患者于坚硬平面上
●建立静脉通道或者骨通道，控制液体入量
●准备电击除颤器，尽可能监护心电、血压、脉搏和呼吸
●大流量吸氧，可以使用球囊面罩，甚至气管插管、人工呼吸机

在继续进行按压—人工呼吸的同时进行以下处理

10 检查是否有心律，判断是否为可除颤的心律

11 可除颤心律：心室纤颤和无脉性室性心动过速

12 不可除颤心律：心脏停搏/无脉电活动

13 电击除颤
●单相波除颤器（传统除颤器）：360J
●手动双相波除颤器：120～200J，也可以直接选择200J
●自动体外除颤器（AED）：无需选择能量，仪器自动设置
●每次除颤仅给予一次电击，充电时胸外心脏按压—人工呼吸不停止

25 立即重新开始5次30：2胸外按压—人工呼吸循环

26 血管活性药
●肾上腺素1mg静脉推注/骨通道，每3～5min重复给药
●血管加压素40U静脉推注/骨通道，可代替第1或第2次肾上腺素
●阿托品1mg静脉推注/骨通道，3～5min重复给药

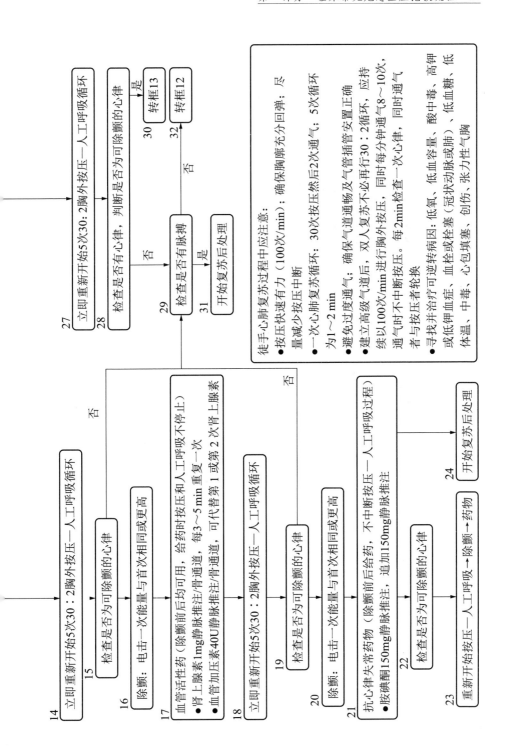

徒手心肺复苏过程中应注意：

- 按压快速有力（100次/min）；确保胸廓充分回弹；尽量减少按压中断

- 一次心肺复苏循环：30次按压然后2次通气；5次循环为1～2min

- 避免过度通气；确保气道通畅及气管插管安置正确

- 建立高级气道后，双人复苏不必再行30：2循环，应持续以100次/min进行胸外按压，同时每分钟通气8～10次，通气时不中断按压。每2min检查一次心律，同时通气者与按压者轮换

- 寻找并治疗可逆转病因：低氧，低血容量，高钾或低钾血症，血栓或栓塞，心包填塞，酸中毒，低血糖，低体温，中毒，创伤，张力性气胸

14　立即重新开始5次30：2胸外按压一人工呼吸循环

15　检查是否为可除颤的心律

16　除颤：电击一次能量与首次相同或更高

17　血管活性药（除颤前后后均可用，给药时按压和人工呼吸不停止）
- 肾上腺素1mg静脉推注/骨通道，每3～5min重复一次
- 血管加压素40U静脉推注/骨通道，可代替第1或第2次肾上腺素

18　立即重新开始5次30：2胸外按压一人工呼吸循环

19　检查是否为可除颤的心律

20　除颤：电击一次能量与首次相同或更高

21　抗心律失常药物（除颤前后后给药，不中断按压一人工呼吸过程）
- 胺碘酮150mg静脉推注，追加150mg静脉推注

22　检查是否为可除颤的心律

23　重新开始按压一人工呼吸一除颤一药物

24　开始复苏后处理

否

27　立即重新开始5次30：2胸外按压一人工呼吸循环

28　检查是否有心律，判断是否为可除颤的心律

29　检查是否有脉搏

30　转框13

32　转框12

31　开始复苏后处理

否

是

否

儿童无脉性心跳骤停抢救流程

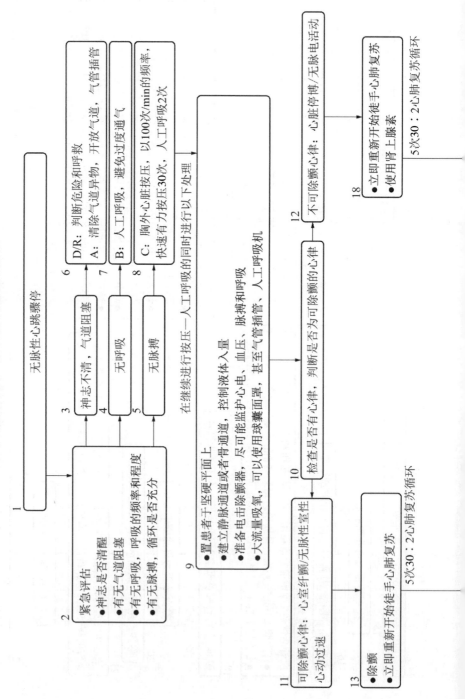

1　无脉性心跳骤停

2　紧急评估
●神志是否清醒
●有无气道阻塞
●有无呼吸，呼吸的频率和程度
●有无脉搏，循环是否充分

3　神志不清，气道阻塞

4　无呼吸

5　无脉搏

6　D/R：判断危险和呼救
A：清除气道异物，开放气道，气管插管

7　B：人工呼吸，避免过度通气

8　C：胸外心脏按压，以100次/min的频率，
快速有力按压30次，人工呼吸2次

在继续进行按压—人工呼吸的同时进行以下处理

9
●置患者于坚硬平面上
●建立静脉通道或者骨通道，控制液体入量
●准备电击除颤器，尽可能监护心电、血压、脉搏和呼吸
●大流量给氧，可以使用球囊面罩、甚至气管插管、人工呼吸机

10　检查是否有心律，判断是否为可除颤的心律

11　可除颤心律：心室纤颤/无脉性室性
心动过速

12　不可除颤心律：心脏停搏/无脉电活动

13　除颤
●立即重新开始徒手心肺复苏
5次30∶2心肺复苏循环

18
●立即重新开始徒手心肺复苏
●使用肾上腺素
5次30∶2心肺复苏循环

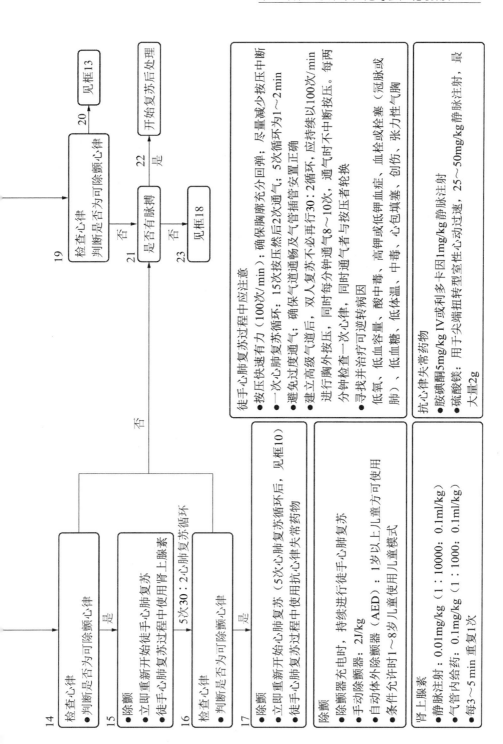

14　检查心律
- 判断是否为可除颤心律

15　除颤
- 立即重新开始徒手心肺复苏
- 徒手心肺复苏过程中使用肾上腺素

16
- 5次30：2心肺复苏循环

17　检查心律
- 判断是否为可除颤心律

除颤
- 立即重新开始心肺复苏（5次心肺复苏循环后，见框10）
- 徒手心肺复苏过程中使用抗心律失常药物

除颤
- 除颤器充电时，持续进行徒手心肺复苏
- 手动除颤器：2J/kg
- 自动体外除颤器（AED）：1岁以上儿童方可使用
- 条件允许时1～8岁儿童使用儿童模式

肾上腺素
- 静脉注射：0.01mg/kg（1：10000：0.1ml/kg）
- 气管内给药：0.1mg/kg（1：1000：0.1ml/kg）
- 每3～5min重复1次

19　检查心律
- 判断是否为可除颤心律

20　见框13

21
- 是否有脉搏

22　开始复苏后处理

23　见框18

徒手心肺复苏过程中应注意
- 按压快速有力（100次/min）；确保胸廓充分回弹；尽量减少按压中断
- 一次心肺复苏循环：15次按压然后2次通气；5次循环为1～2min
- 避免过度通气；确保气道通畅及气管插管安置正确
- 建立高级气道后，双人复苏不必再行30：2循环，通气时不中断按压。每两分钟检查一次心律，同时通气者与按压者轮换
- 进行胸外按压，同时每分钟通气8～10次，通气时不中断按压。每两分钟检查一次心律，同时通气者与按压者轮换
- 寻找并治疗可逆转病因
低氧、低血容量、酸中毒、高钾或低钾血症、低体温、低血糖、中毒、心包填塞、创伤、张力性气胸、肺、冠脉或血栓栓塞

抗心律失常药物
- 胺碘酮5mg/kg IV或利多卡因1mg/kg静脉注射
- 硫酸镁：用于尖端扭转型室性心动过速，25～50mg/kg静脉注射，最大量2g

急性心肌梗死抢救流程

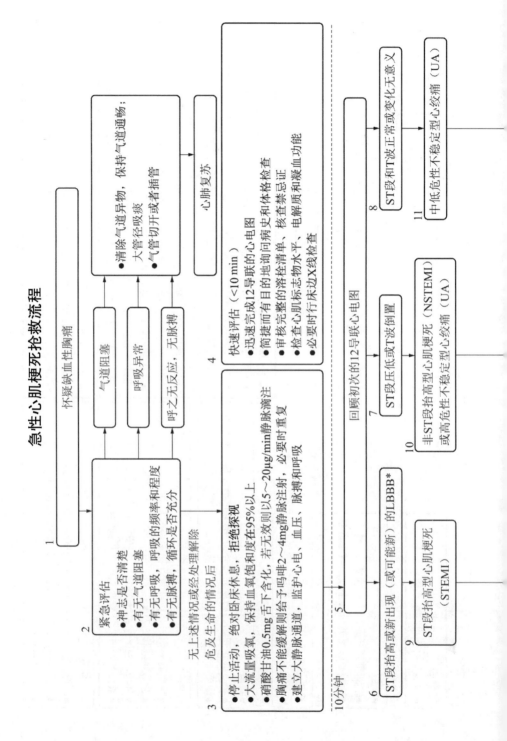

1 怀疑缺血性胸痛

2 紧急评估
- 神志是否清楚
- 有无气道阻塞
- 有无呼吸，呼吸的频率和程度
- 有无脉搏，循环是否充分

气道阻塞 → 清除气道异物，保持气道通畅；
呼吸异常 → 大管径吸痰
呼之无反应，无脉搏 → 气管切开或者插管

→ 心肺复苏

3 无上述情况或经处理解除危及生命的情况后
- 停止活动，绝对卧床休息，拒绝探视
- 大流量吸氧，保持血氧饱和度在95%以上
- 硝酸甘油0.5mg舌下含化，若无效则以5～20μg/min静脉滴注
- 胸痛不能缓解则给予吗啡2～4mg静脉注射，必要时重复
- 建立大静脉通道，监护心电、血压、脉搏和呼吸

4 快速评估（<10 min）
- 迅速完成12导联的心电图
- 简捷而有目的地询问病史和体格检查
- 审核完整的溶栓清单，核查禁忌证
- 检查心肌标志物水平、电解质和凝血功能
- 必要时行床边X线检查

5 回顾初次的12导联心电图

6 ST段抬高或新出现（或可能新）的LBBB*

7 ST段压低或T波倒置

8 ST段和T波正常或变化无意义

9 ST段抬高型心肌梗死（STEMI）

10 非ST段抬高型心肌梗死（NSTEMI）或高危性不稳定型心绞痛（UA）

11 中低危性不稳定型心绞痛（UA）

10分钟

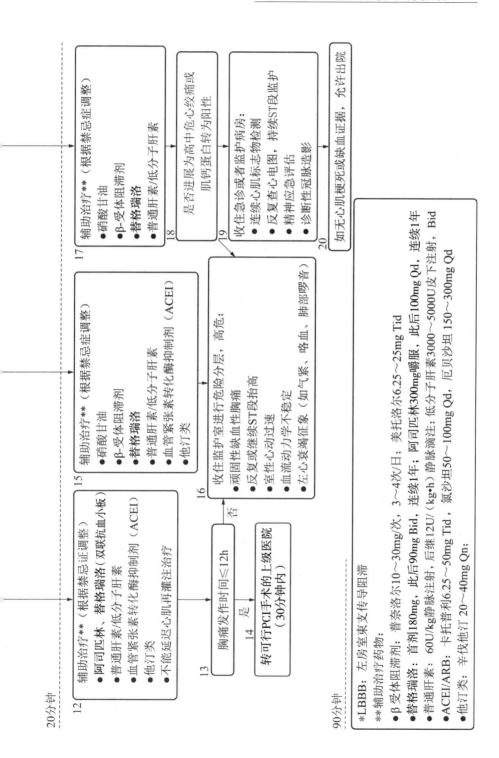

20分钟

12 辅助治疗**（根据禁忌证调整）
●阿司匹林、替格瑞洛（双联抗血小板）
●普通肝素/低分子肝素
●血管紧张素转化酶抑制剂（ACEI）
●他汀类
●不能延迟心肌再灌注治疗

13 胸痛发作时间≤12h

是

14 转可行PCI手术的上级医院
（30分钟内）

否

15 辅助治疗**（根据禁忌证调整）
●硝酸甘油
●β-受体阻滞剂
●替格瑞洛
●普通肝素/低分子肝素
●血管紧张素转化酶抑制剂（ACEI）
●他汀类

16 收住监护室进行危险分层，高危：
●顽固性缺血性胸痛
●反复或继续ST段抬高
●室性心动过速
●血流动力学不稳定
●左心衰竭征象（如气紧、咯血、肺部啰音）

17 辅助治疗**（根据禁忌证调整）
●硝酸甘油
●β-受体阻滞剂
●替格瑞洛
●普通肝素/低分子肝素

18 是否进展为高中危心绞痛或肌钙蛋白转为阳性

19 收住急诊或者监护病房：
●连续心电图、持续ST段监护
●反复查心电图，持续ST段监护
●精神应急评估
●诊断性冠脉造影

20 如无心肌梗死或缺血证据，允许出院

*LBBB：左房室束支传导阻滞
**辅助治疗药物：
●β-受体阻滞剂：普萘洛尔10～30mg/次，3～4次/日；美托洛尔6.25～25mg Tid
●替格瑞洛：首剂180mg，此后90mg Bid，连续1年；阿司匹林300mg嚼服，此后100mg Qd，连续1年
●普通肝素：60U/kg静脉注射，后续12U/（kg·h）静脉滴注；低分子肝素3000～5000U皮下注射，Bid
●ACEI/ARB：卡托普利6.25～50mg Tid，氯沙坦50～100mg Qd，厄贝沙坦150～300mg Qd
●他汀类：辛伐他汀20～40mg Qn；

90分钟

成人致命性快速心律失常抢救流程

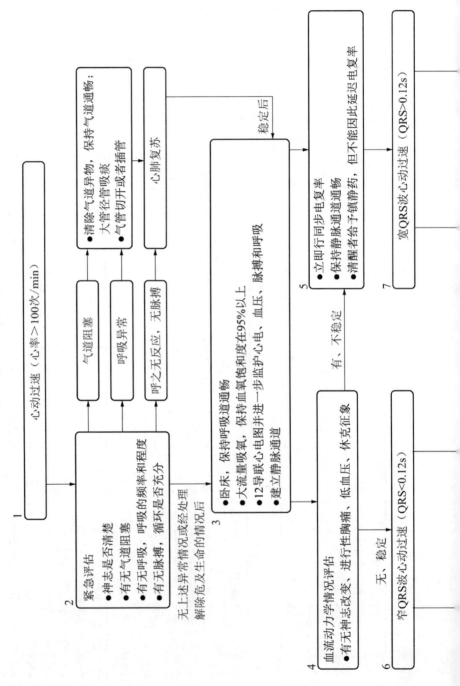

1　心动过速（心率＞100次/min）

2　紧急评估
●神志是否清楚
●有无气道阻塞
●有无呼吸，呼吸的频率和程度
●有无脉搏，循环是否充分

气道阻塞 → ●清除气道异物，保持气道通畅；大管径气管吸痰 ●气管切开或者插管

呼吸异常

呼之无反应，无脉搏 → 心肺复苏

无上述异常情况或经处理后
解除危及生命的情况后

3　●卧床，保持呼吸道通畅 ●大流量吸氧，保持血氧饱和度在95%以上 ●12导联心电图并进一步监护心电、血压、脉搏和呼吸 ●建立静脉通道

4　血流动力学情况评估
●有无神志改变，进行性胸痛、低血压，休克征象

有，不稳定 → 5　●立即行同步电复率 ●保持静脉通道通畅 ●清醒者给予镇静药，但不能因此延迟电复率

稳定后

无，稳定

6　窄QRS波心动过速（QRS＜0.12s）

7　宽QRS波心动过速（QRS＞0.12s）

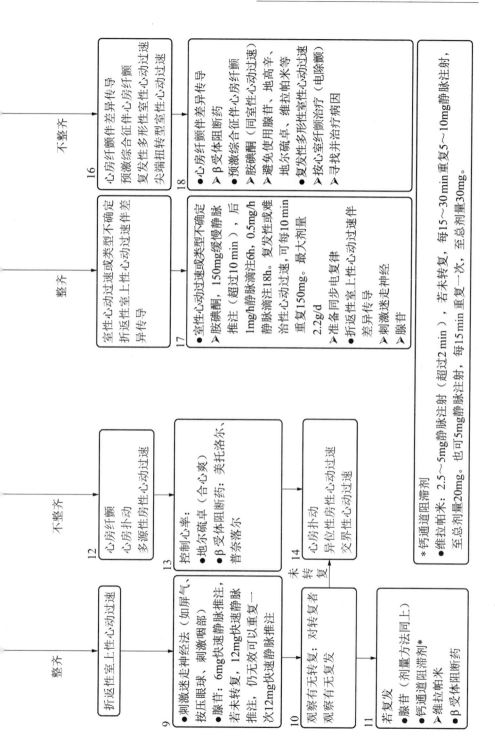

整齐

9 折返性室上性心动过速
●刺激迷走神经法（如屏气、按压眼球、刺激咽部）
●腺苷：6mg快速静脉推注，12mg快速静脉推注，若未转复，仍无效可以重复一次12mg快速静脉推注

10 观察有无转复；对转复者观察有无复发

11 若复发
●腺苷
●钙通道阻滞剂*
➤维拉帕米
●β受体阻断药

不整齐

12 心房纤颤 心房扑动 多源性房性心动过速

13 控制心率：
➤地尔硫草（合心爽）
➤β受体阻断药；美托洛尔
➤普萘洛尔

14 心房扑动 异位性房性心动过速 交界性室性心动过速
●钙通道阻滞剂（剂量方法同上）*
●β受体阻断药

*钙通道阻滞剂
●维拉帕米：2.5~5mg静脉注射（超过2min），若未转复，每15~30min重复5~10mg静脉注射，至总剂量20mg。也可5mg静脉注射，每15min重复注射，至总剂量30mg。

整齐

17 室性心动过速或类型不确定伴差 折返性室上性心动过速伴差 异传导
●室性心动过速或类型不确定
➤胺碘酮，150mg缓慢静脉推注（超过10min），后1mg/h静脉滴注6h，0.5mg/h静脉滴注18h。复发性心动过速，可每10min重复150mg。最大剂量2.2g/d
➤准备同步电复律
●折返性室上性心动过速伴差异传导
➤刺激迷走神经
➤腺苷

不整齐

16 心房纤颤伴差异传导 预激综合征伴心房纤颤 复发性多形性室性心动过速 尖端扭转型室性心动过速

18 ●心房纤颤伴差异传导
➤β受体阻断药
●预激综合征伴心房纤颤
➤胺碘酮
➤避免使用腺苷、地高辛、地尔硫草、维拉帕米等
●复发性多形性室性心动过速
➤按心室纤颤治疗（电除颤）
➤寻找并治疗病因

高血压危象抢救流程

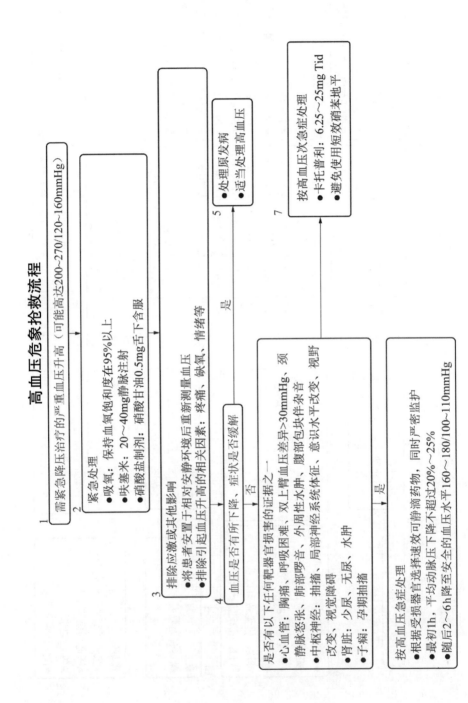

1 需紧急降压治疗的严重血压升高（可能高达200~270/120~160mmHg）

2 紧急处理
- 吸氧：保持血氧饱和度在95%以上
- 呋塞米：20~40mg静脉注射
- 硝酸盐制剂：硝酸甘油0.5mg舌下含服

3 排除应激或其他影响
- 将患者安置于相对安静环境后重新测量血压
- 排除引起血压升高的相关因素：疼痛、缺氧、情绪等

4 血压是否有所下降，症状是否缓解

是否有以下任何靶器官损害的证据之一
- 心血管：胸痛、呼吸困难、双上臂血压差异>30mmHg、颈静脉怒张、肺部啰音、外周性水肿、腹部包块伴杂音
- 中枢神经：抽搐、局部神经系统体征、意识水平改变、视野改变、视觉障碍
- 肾脏：少尿、无尿、水肿
- 子痫：孕期抽搐

按高血压急症处理
- 根据受损器官首选择速效可静滴药物，同时严密监护
- 最初1h，平均动脉压下降不超过20%~25%
- 随后2~6h降至安全的血压水平160~180/100~110mmHg

5 处理原发病
- 适当处理高血压

7 按高血压次急症处理
- 卡托普利：6.25~25mg Tid
- 避免使用短效硝苯地平

药物使用方法

●利尿剂

➤呋塞米，适用于各种高血压危象，静脉常用量为40～120mg，最大剂量为160mg

●作用于α受体的药物

➤酚妥拉明：对嗜铬细胞瘤引起的高血压危象有特效。每5min静脉注射5～20mg，或0.2～0.54mg/min静脉滴注

●钙通道阻滞药（CCB）

➤双氢吡啶类钙通道阻滞剂：尼卡地平对急性心功能不全者尤其低心输出量适用，但对急性心肌炎、心肌梗死、左室流出道狭窄、右心功能不全并狭窄患者禁用。5～10mg/h静脉滴注；尼莫地平多用于蛛网膜下腔出血者

●血管扩张剂

➤硝酸甘油：起始5μg/min静脉滴注，若无效，可每3～5min速度增加5～20μg/min，最大速度可达200μg/min

➤硝普钠作用时间短，起效很快，停滴血压即回升。起始0.3～0.5μg/(kg·min)静脉滴注，以0.5μg/(kg·min)递增，直至合适血压水平，平均剂量1～6μg/(kg·min)

各种高血压与降压目标

➤高血压性脑病：160～180/100～110mmHg。给药开始1h将舒张压降20%～25%，降压以防止脑出血

➤脑出血：舒张压>130mmHg或收缩压>200mmHg时会加剧出血，应在6～12h之内逐渐降压，降压幅度不大于25%；血压不能低于140～160/90～110mmHg。此外，凡脑血管病变急性期有脑水肿，颅内压升高时禁用一切血管扩张药

➤脑梗死：一般不积极降压，稍高的血压有利于缺血区灌注。除非血压>200/130mmHg；24小时内血压下降应<25%，舒张压<120mmHg；如考虑紧急溶性治疗，为防止高血压所致出血，血压达185/110mmHg就应降压治疗

➤高血压性急性左心功能不全：立即降压治疗，凡能降压的药物均可通过降压治疗心衰

➤恶性高血压：在数日内静脉用药及（或）联合降压治疗，收缩压100～120mmHg，血压达185/110mmHg将血压降到160/100mmHg

➤急性主动脉夹层：收缩压130～160mmHg，心率60～70次/min。将血压迅速降低到维持脏器血液灌流量的最低水平。常合用减慢心率及扩张血管，如乌拉地尔、尼卡地平+拉贝洛尔等。主动脉根部病变的Stanford A型病人应紧急手术

➤儿茶酚胺过剩：对嗜铬细胞瘤患者α受体阻断药是首选，最好同时合并使用作用快的降压药物

➤子痫：尽快使舒张压将至90～100mmHg

急性喉梗阻抢救流程

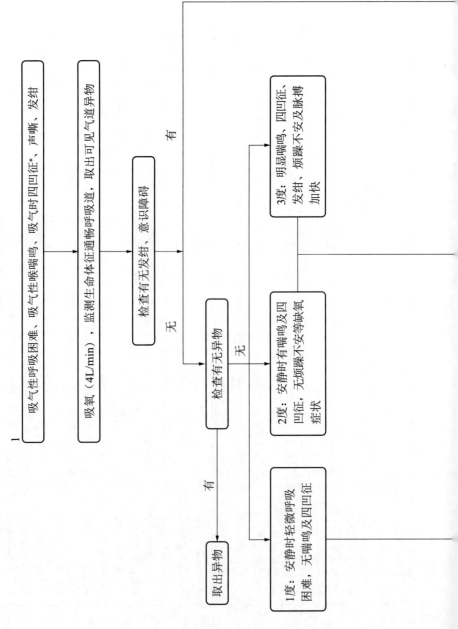

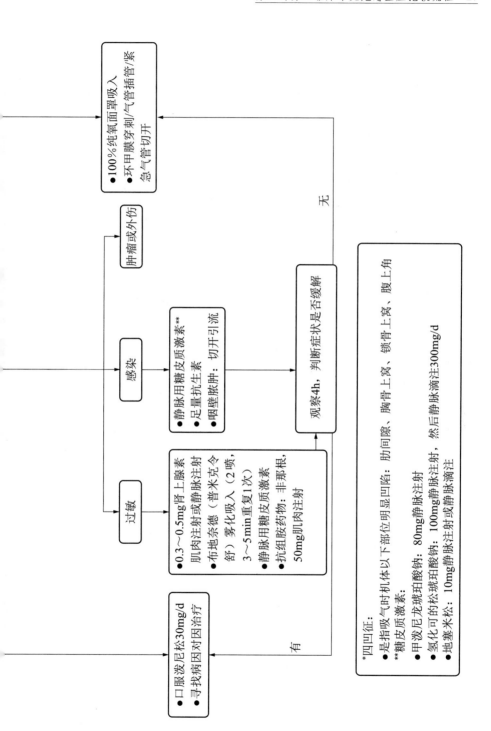

- 100%纯氧面罩吸入
- 环甲膜穿刺/气管插管/紧急气管切开

肿瘤或外伤

感染
- 静脉用糖皮质激素**
- 足量抗生素
- 咽壁脓肿：切开引流

过敏
- 0.3～0.5mg肾上腺素肌肉注射或静脉注射
- 布地奈德（普米克令舒）雾化吸入（2喷，3～5min重复1次）
- 静脉用糖皮质激素
- 抗组胺药物：非那根，50mg肌肉注射

有

口服泼尼松30mg/d
寻找病因对因治疗

观察4h，判断症状是否缓解

无

*四凹征：
是指吸气时机体以下部位明显凹陷：肋间隙、胸骨上窝、锁骨上窝、腹上角

**糖皮质激素：
- 甲泼尼龙琥珀酸钠：80mg静脉注射
- 氢化可的松琥珀酸钠：100mg静脉注射，然后静脉滴注300mg/d
- 地塞米松：10mg静脉注射或静脉滴注

大咯血的紧急处理抢救流程

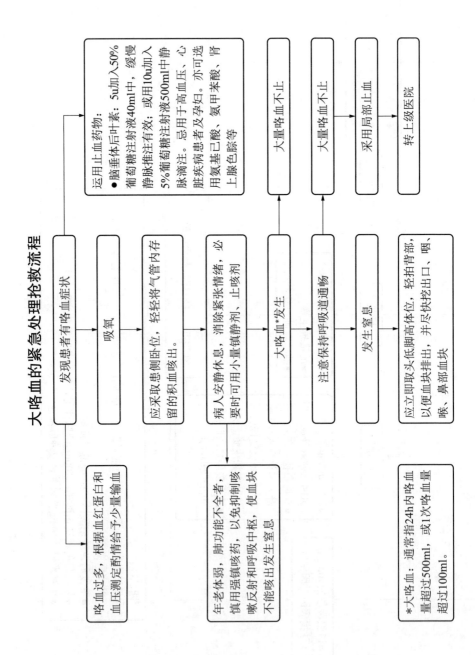

发现患者有咯血症状

咯血过多，根据血红蛋白和血压测定酌情给予少量输血

吸氧

应采取患侧卧位，轻轻将气管内存留的积血咳出。

病人安静休息，消除紧张情绪，必要时可用小量镇静剂、止咳剂

年老体弱、肺功能不全者，镇用强镇咳药，以免抑制咳嗽反射和呼吸中枢，使血块不能咳出发生窒息

大咯血*发生

大量咯血不止

注意保持呼吸道通畅

发生窒息

大量咯血不止

应立即取头低胸高体位，轻拍背部，以便血块排出，并尽快挖出口、咽、喉、鼻部血块

采用局部止血

转上级医院

*大咯血：通常指24h内咯血量超过500ml，或1次咯血量超过100ml。

运用止血药物：
● 脑垂体后叶素：5u加入50%葡萄糖注射液40ml中，缓慢静脉推注有效；或用10u加入5%葡萄糖注射液500ml中静脉滴注。忌用于高血压、心脏病患者及孕妇。亦可选用氨基己酸、氨甲苯酸、肾上腺色腙等

抽搐急性发作期抢救流程

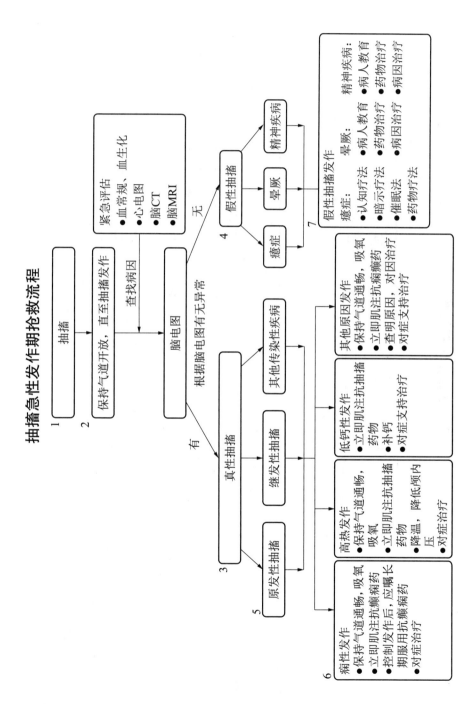

1 抽搐

2 保持气道开放，直至抽搐发作

查找病因

紧急评估
●血常规、血生化
●心电图
●脑CT
●脑MRI

脑电图

根据脑电图有无异常

有　真性抽搐

无　假性抽搐

3
　原发性抽搐
　继发性抽搐
　其他传染性疾病

4
　癔症
　晕厥
　精神疾病

5
　高热发作
　低钙性发作
　其他原因发作

6 痫性发作：
●保持气道通畅，吸氧
●立即肌注抗癫痫药
●控制发作后，应嘱长期服用抗癫痫药
●对症治疗

高热发作：
●保持气道通畅，吸氧
●立即肌注抗抽搐药物
●降温，降低颅内压
●对症治疗

低钙性发作：
●立即肌注抗抽搐药物
●补钙
●对症支持治疗

其他原因发作：
●保持气道通畅，吸氧
●立即肌注抗癫痫药
●查找原因，对因治疗
●对症支持治疗

7
癔症：
●认知疗法
●暗示疗法
●催眠法
●药物疗法

晕厥：
●病人教育
●药物治疗
●病因治疗

精神疾病：
●病人教育
●药物治疗
●病因治疗

急性上消化道出血抢救流程

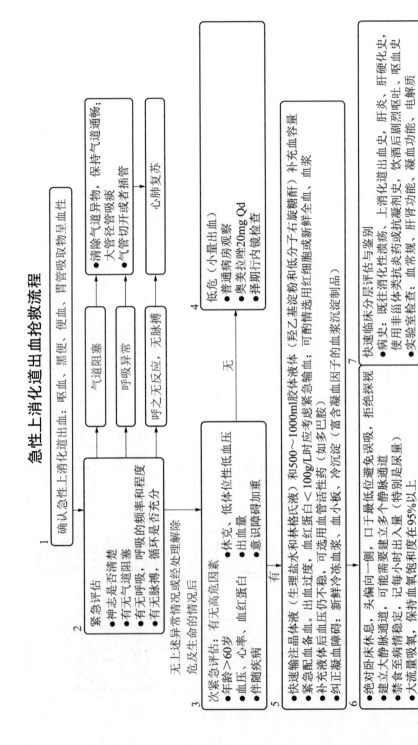

1　确认急性上消化道出血：吐血、黑便、便血、胃管吸取物呈血性

2　紧急评估
- 神志是否清楚
- 有无气道阻塞
- 有无呼吸、呼吸的频率程度
- 有无脉搏、循环是否充分

气道阻塞 → 清除气道异物，保持气道通畅；大管径吸管吸痰　气管切开或者插管

呼吸异常

呼之无反应，无脉搏 → 心肺复苏

3　无上述异常情况或经处理解除危及生命的情况后

次紧急评估：有无高危因素
- 年龄>60岁
- 血压、心率、血红蛋白
- 伴随疾病

休克，低体位性低血压
- 出血量
- 意识障碍加重

有

无

4　低危（小量出血）
- 普通病房观察
- 奥美拉唑20mg Qd
- 择期行内镜检查

5
- 快速输注晶体液（生理盐水和林格氏液）和500～1000ml胶体液体（羟乙基淀粉和低分子右旋酐）补充血容量
- 紧急配血备血。出血过度，血红蛋白<100g/L时应考虑紧急输血；可酌情选用红细胞或新鲜全血、血浆
- 补充液体后血压仍不稳，可选用血管活性药（如多巴胺）
- 纠正凝血功能障碍：新鲜冷冻血浆、血小板、冷沉淀（富含凝血因子的血浆沉淀制品）

6
- 绝对卧床休息，头偏向一侧、口干最低位避免误吸，拒绝探视
- 建立大静脉通道，可能需要建立多个静脉通道
- 禁食至病情稳定，记每小时出入量（特别是尿量）
- 大流量吸氧，保持血氧饱和度在95%以上
- 监护心电、血压、脉搏和呼吸
- 大出血者主张胃肠减压
- 镇静：地西泮5～10mg肌肉或静脉注射

7　快速临床分层评估与鉴别
- 病史：既往消化性性溃疡，上消化道出血史，肝炎、肝硬化史，饮酒后剧烈呕吐、呕血史
- 使用非留体类抗炎药或抗凝剂史，肝肾功能，凝血功能、电解质
- 实验室检查：血常规、肝肾功能、凝血功能、电解质
- 有条件者可行紧急内镜检查

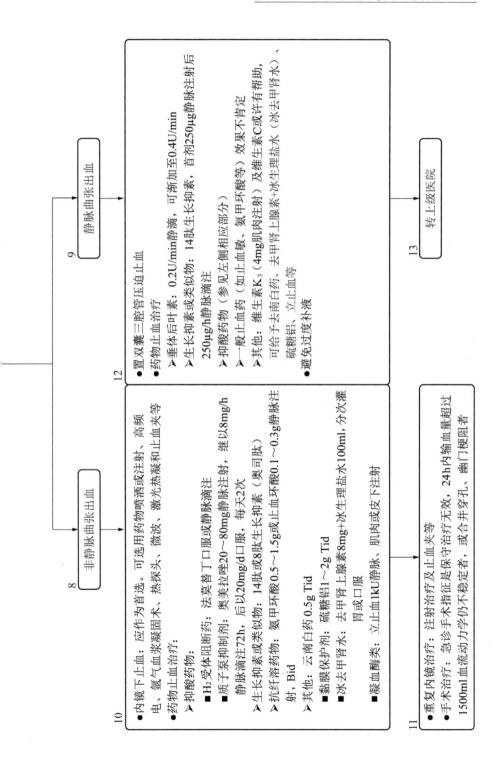

8 非静脉曲张出血

10
- 内镜下止血：应作为首选。可选用药物喷洒或注射、高频电、氩气血浆凝固术、热探头、微波、激光热凝和止血夹等
- 药物止血治疗：
  - 抑酸药物：
    - H₂ 受体阻断药：法莫替丁口服或静脉滴注
    - 质子泵抑制剂：奥美拉唑 20～80mg 静脉滴注，继以 8mg/h 静脉滴注 72h，后以 20mg/d 口服，每天 2 次
  - 生长抑素或类似物：14 肽或 8 肽生长抑素（奥曲肽）
  - 抗纤溶药物：氨甲环酸 0.5～1.5g 或止血环酸 0.1～0.3g 静脉注射、其他：云南白药 0.5g Tid
  - 黏膜保护剂：硫糖铝 1～2g Tid
  - 冰去甲肾水：去甲肾上腺素 8mg+ 冰生理盐水 100ml，分次灌胃或口服
  - 凝血酶类：立止血 1kU 静脉、肌肉或皮下注射

11
- 重复内镜治疗：注射治疗及止血夹等
- 手术治疗：急诊手术指征是保守治疗无效、24h 内输血量超过 1500ml 血流动力学仍不稳定者，或合并穿孔、幽门梗阻者

9 静脉曲张出血

12
- 置双囊三腔管压迫止血
- 药物止血治疗：
  - 垂体后叶素：0.2U/min 静滴，可渐加至 0.4U/min
  - 生长抑素或类似物：14 肽生长抑素，首剂 250μg 静脉注射后 250μg/h 静脉滴注
  - 抑酸药物（参见左侧相应部分）
  - 一般止血药（如止血敏、氨甲环酸等）效果不肯定
  - 其他：维生素 K₃（4mg 肌肉注射）及维生素 C 或对止血或许有帮助，可给予去甲白药、去甲肾上腺素 + 冰生理盐水（冰去甲肾水）、硫糖铝、立止血等
- 避免过度补液

13 转上级医院

低血糖症抢救流程

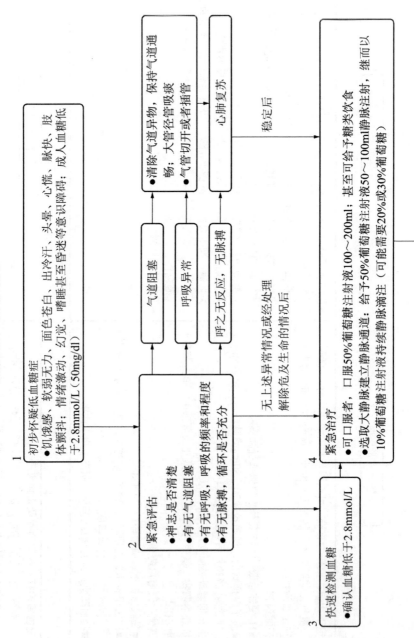

1 初步怀疑低血糖症
●饥饿感、软弱无力、面色苍白、出冷汗、头晕、心慌、脉快、肢体颤抖；情绪激动、幻觉、嗜睡甚至昏迷等意识障碍；成人血糖低于2.8mmol/L（50mg/dl）

2 紧急评估
●神志是否清楚
●有无气道阻塞
●有无呼吸，呼吸的频率和程度
●有无脉搏，循环是否充分

3 快速检测血糖
●确认血糖低于2.8mmol/L

气道阻塞 → ●清除气道异物，保持气道通畅；大管径管吸痰
●气管切开或者插管

呼吸异常 → ●保持气道通

呼之无反应，无脉搏 → ●心肺复苏

无上述异常情况或经处理
解除危及生命的情况后

稳定后

4 紧急治疗
●可口服者，口服50%葡萄糖注射液100～200ml；甚至可给予糖类饮食
●选取大静脉建立静脉通道：给予50%葡萄糖注射液50～100ml静脉注射，继而以10%葡萄糖静脉滴注（可能需要20%或30%葡萄糖）

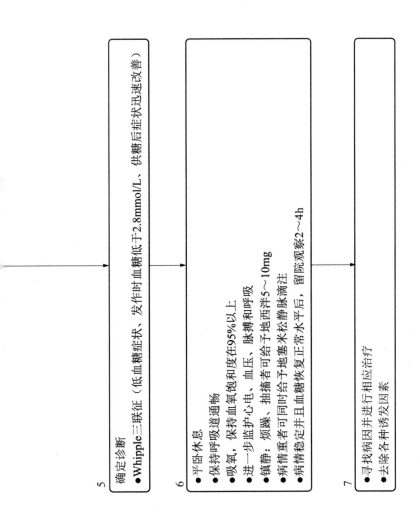

5

确定诊断

●Whipple三联征（低血糖症状、发作时血糖低于2.8mmol/L、供糖后症状迅速改善）

6

●平卧休息
●保持呼吸道通畅
●吸氧，保持血氧饱和度在95%以上
●进一步监护心电、血压、脉搏和呼吸
●镇静：烦躁、抽搐者可给予地西泮5～10mg
●病情重者可同时给予地塞米松静脉滴注
●病情稳定并且血糖恢复正常水平后，留院观察2～4h

7

●寻找病因并进行相应治疗
●去除各种诱发因素

全身性强直—阵挛性发作持续状态（癫痫持续状态）抢救流程

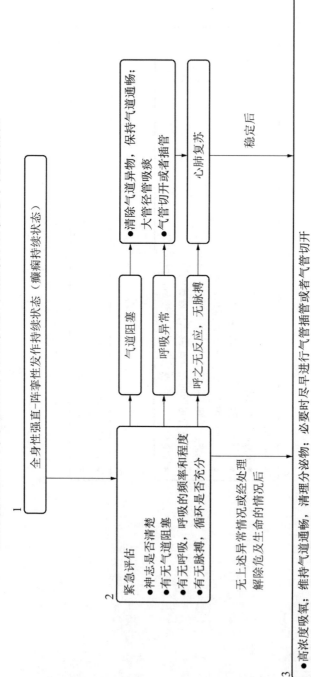

1 全身性强直—阵挛性发作持续状态（癫痫持续状态）

2 紧急评估
- 神志是否清楚
- 有无气道阻塞
- 有无呼吸，呼吸的频率和程度
- 有无脉搏，循环是否充分

气道阻塞
- 清除气道异物，保持气道通畅；大管径管吸痰
- 气管切开或者插管

呼吸异常

呼之无反应，无脉搏
- 心肺复苏

无上述异常情况或经处理解除危及生命的情况后

稳定后

3
- 高浓度吸氧；维持气道通畅，清理分泌物；必要时尽早进行气管插管或者气管切开
- 进一步监护心电、血压、脉搏和呼吸
- 建立静脉通道
- 采血，查血气分析、血糖、血常规、肝肾功能、电解质（含钙）、凝血功能和抗癫痫药物浓度等
- 维持内环境稳定，特别是纠正酸中毒（如5%碳酸氢钠125ml静脉滴注）
- 初步寻找诱因，尽量去除
- 低血糖者，给予50%葡萄糖注射液口服或者静脉注射

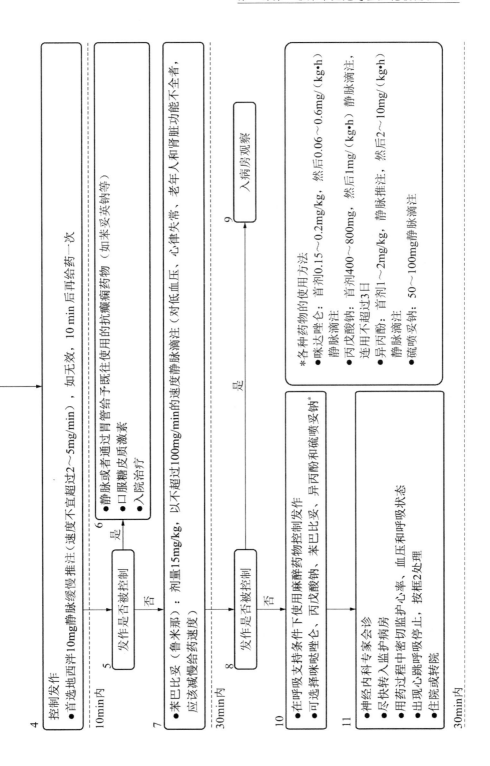

4 控制发作
- 首选地西泮10mg静脉缓慢推注（速度不宜超过2～5mg/min），如无效，10min后给药一次

10min内

5 发作是否被控制

否 ↓ 　是 →

6
- 静脉或者通过胃管给予既往使用的抗癫痫药物（如苯妥英钠等）
- 口服糖皮质激素
- 入院治疗

7 苯巴比妥（鲁米那）：剂量15mg/kg，以不超过100mg/min的速度静脉滴注（对低血压、心律失常、老年人和肾脏功能不全者，应该减慢给药速度）

30min内

8 发作是否被控制

否 ↓ 　是 →

9 入病房观察

10
- 在呼吸支持条件下使用麻醉药物控制发作
- 可选咪达唑仑、丙戊酸钠、苯巴比妥、异丙酚和硫喷妥钠*

11
- 神经内科专家会诊
- 尽快转入监护病房
- 用药过程中密切监护心率、血压和呼吸状态
- 出现心跳呼吸停止，按框2处理
- 住院或转院

30min内

*各种药物的使用方法
- 咪达唑仑：首剂0.15～0.2mg/kg，然后0.06～0.6mg/（kg·h）静脉滴注
- 丙戊酸钠：首剂400～800mg，然后1mg/（kg·h）静脉滴注，连用不超过3日
- 异丙酚：首剂1～2mg/kg，静脉推注，然后2～10mg/（kg·h）静脉滴注
- 硫喷妥钠：50～100mg静脉滴注

高温中暑诊疗抢救流程

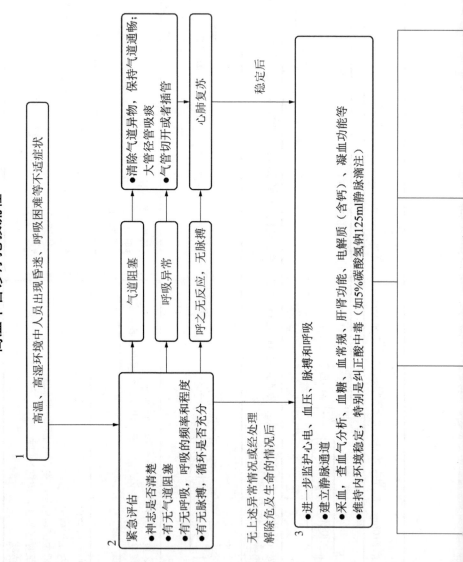

1 高温、高湿环境中人员出现昏迷、呼吸困难等不适症状

2 紧急评估
● 神志是否清楚
● 有无气道阻塞
● 有无呼吸，呼吸的频率和程度
● 有无脉搏，循环是否充分

气道阻塞 → 清除气道异物，保持气道通畅；大管径套管吸痰 气管切开或者插管

呼吸异常

呼之无反应，无脉搏 → 心肺复苏

无上述异常情况或经处理解除危及生命的情况后

稳定后

3 ● 进一步监护心电、血压、脉搏和呼吸
● 建立静脉通道
● 采血、查血气分析、血糖、血常规、肝肾功能、电解质（含钙）、凝血功能等
● 维持内环境稳定，特别是纠正酸中毒（如5%碳酸氢钠125ml静脉滴注）

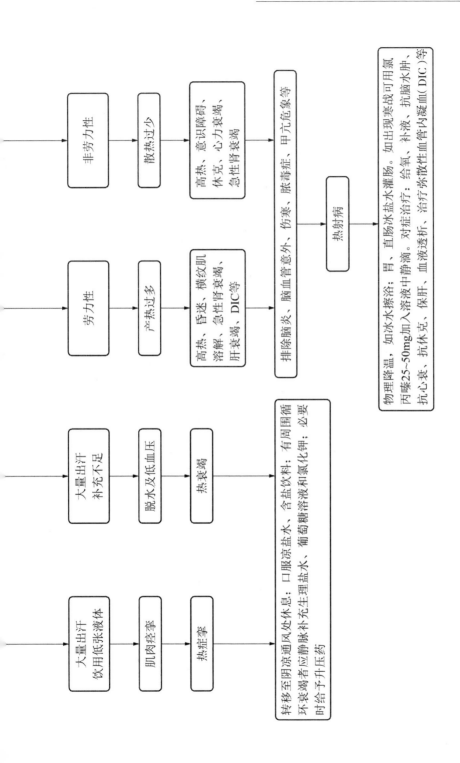

淹溺抢救流程

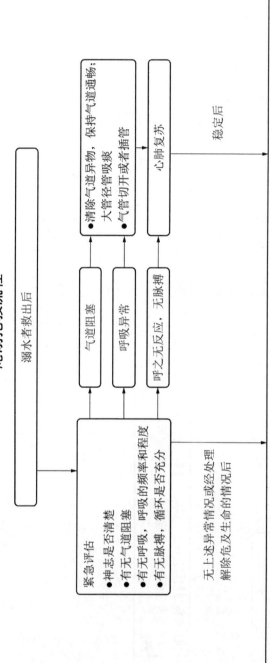

溺水者救出后

紧急评估
- 神志是否清楚
- 有无气道阻塞
- 有无呼吸，呼吸的频率和程度
- 有无脉搏，循环是否充分

气道阻塞 → 清除气道异物，保持气道通畅；
- 大管径管吸痰
- 气管切开或者插管

呼吸异常

呼之无反应、无脉搏 → 心肺复苏

无上述异常情况或经处理解除危及生命的情况后 → 稳定后

转运：
1. 搬运病人过程中，注意有无头颈部和其他外伤，要给予保护。
2. 冷水淹溺者更要注意保温。
3. 心肺复苏要不间断地进行，并给氧。
4. 建立静脉通路，淡水淹溺者可给予2%～3%氯化钠溶液，但要适当限制入液量；海水淹溺者可给予5%葡萄糖溶液和碳酸氢钠溶液。补液量要放这以纠正血容量。同时要处理休克（心衰、心力衰竭（心衰）、心律失常，肺水肿等并发症。可适当使用糖皮质激素，有利于减轻肺水肿、脑水肿、急性呼吸窘迫综合征（ARDS）等。

电击伤抢救流程

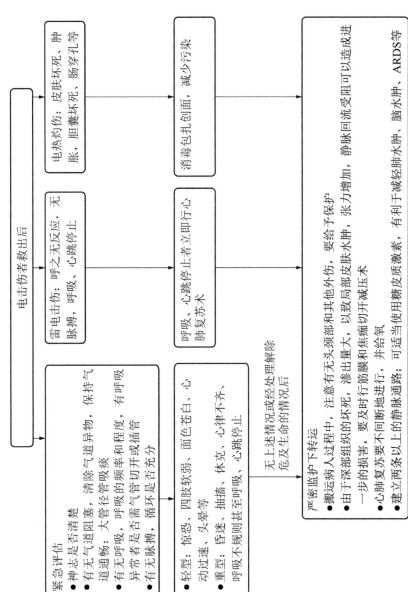

电击伤者救出后

紧急评估
神志是否清楚
●有无气道阻塞，清除气道异物，保持气道通畅；大管径管吸痰
●有无呼吸，呼吸的频率和程度，有无呼吸异常者是否需气管切开或插管
●有无脉搏，循环是否充分

●轻型：惊恐、四肢软弱、面色苍白、心动过速、头晕等
●重型：昏迷、抽搐、休克、心律不齐、呼吸不规则甚至呼吸停止

雷电击伤：呼之无反应，无脉搏，呼吸，心跳停止

电热灼伤：皮肤坏死、肿胀、胆囊坏死、肠穿孔等

呼吸、心跳停止者立即行心肺复苏术

消毒包扎创面，减少污染

无上述情况或经处理解除危及生命的情况后

严密监护下转运
●搬运病人过程中，注意有无头颈部和其他外伤，要给予保护
●由于深部组织的坏死、渗出量大，以致局部皮肤水肿，张力增加，静脉回流受阻可以造成进一步的损害，要及时行筋膜和焦痂切开减压术
●心肺复苏要不间断地进行，并给氧
●建立两条以上的静脉通路；可适当使用糖皮质激素，有利于减轻肺水肿，脑水肿，ARDS等

第二部分

临床常见急救操作技术

第一节　心肺脑复苏术（CPCR）

【适应证】

适用于任何原因引起的心脏骤停。

心脏骤停的诊断：突发意识丧失，大动脉搏动消失，心音消失和 / 或呼吸断续、停止。

注：可触知脉搏的动脉有（图 1）：颈总动脉（图 2a）、肱动脉、桡动脉（图 2b）、股动脉、腘动脉、足背动脉（图 2c）。

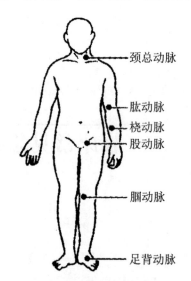

图 1　可触知脉搏的动脉

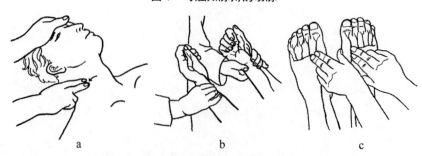

图 2　颈总动脉、桡动脉、足背动脉触诊方法

【初期复苏】

1.判断病人意识（注意做到轻拍重唤），如无反应，立即呼救并拨打急救电话或请求他人拨打。

2,将患者置于复苏体位　迅速使患者仰卧于硬板床或地面上，撤掉枕头，清除口鼻、咽喉内异物，触摸颈动脉搏动，未触及立即施行胸外心脏按压。

3.胸外心脏按压（图3）

①按压部位：用一手示、中指并拢，中指沿抢救者一侧的肋弓下缘向上滑动，至胸骨体与剑突交界处。另一手掌根部大鱼际外侧紧贴前一手示指，掌根部置于胸骨上，即胸骨下1/3，并使掌根长轴与胸骨长轴平行，而手指与掌心均应抬起，不得贴附于胸壁。另一手掌重叠其上，双手手指可交叉在一起。

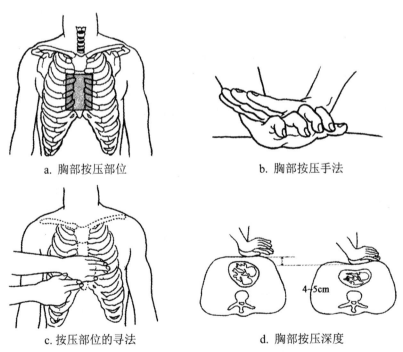

a. 胸部按压部位　　　　　b. 胸部按压手法

c. 按压部位的寻法　　　　d. 胸部按压深度

图3　胸外心脏按压部位、手法及深度

②按压姿势：两臂伸直，肘关节不得弯曲，双肩正对患者胸骨上方，利用上体的重量垂直向下按压胸骨，使胸骨下沉大于5cm。放松时，掌

根不得离开胸壁。

③按压频率：成人应至少 100 次 /min。按压与放松时间的比率为
1∶1。按压应稳定而有规律地进行，不得间断，不得猛压猛抬。

④按压与吹气比率：30∶2〔2020 年美国心脏学会（AHA）《心肺复
苏及心血管抢救指南》〕。

⑤尽可能不中断 CPR，如因诊断或抢救需要必须中断按压，时间不
得超过 5s。

4. 打开气道

①仰头提颏法：抢救者站或跪于患者一侧，一手示、中指放在患者颏部
骨性部分，向上提起。同时，另一手小鱼际放在患者前额，并向下压（图4）。

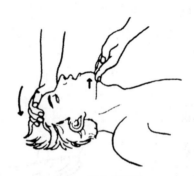

图 4　仰头提颏法

②仰头抬颈法：抢救者站或跪于患者一侧，一手放在患者颈后部，
向上提起。同时，另一手小鱼际放在患者前额，并向下压。

③提颏法：抢救者站于患者头顶端，用拇指压住下颌，双手示、中指
分别固定患者两侧下颌角，向上抬颏（图5）。

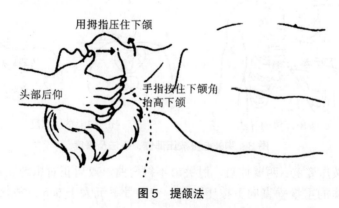

图 5　提颏法

④仰头举颏法：抢救者站于患者一侧，一手拇指与示、中指分别置于患者两侧下颌角，向上抬举下颌。同时，另一手小鱼际放在患者前额，并向下压。

5. 判断有无呼吸 打开气道后，经检查证实无自主呼吸。

6. 口对口吹气 立即用放在患者前额的手的拇、示指捏紧双侧鼻孔。深吸气后，用嘴严密包绕患者的嘴，勿使漏气。首次连续向患者肺内吹气两次。每次吹气后，松开紧捏鼻孔的手指，使患者呼出气体。同时，必须观察其胸廓是否起伏。成人吹气量 800～1200ml/次，12 次/min，以患者胸部轻轻隆起为适度。

【二期复苏】

1. 复苏药物应用

①肾上腺素：首次静脉推注 1mg，间隔 3～5min，如无效可逐渐增加剂量（1、3、5mg），总量不超过 0.2mg/kg；气管内给药时初始剂量至少应为 2.0～2.5mg 或 0.3mg/kg。

②碳酸氢钠（$NaHCO_3$）：不建议常规使用碱性药物，在建立有效通气后使用，首剂 1mmol/kg（相当于 5％碳酸氢钠溶液 1.66ml/kg），以后根据血气分析纠正，宁酸勿碱，使 PH 值升至 7.25 以上即可。

③胺碘酮：适用于持续性室性心动过速（室速）、心室纤颤（室颤），在除颤和应用肾上腺素无效时使用。负荷量 5～10μg/kg，维持量 1mg/min，6h 后改为 0.5mg/min。

④血管加压素：可增加冠脉灌注压、重要器官的血流量、室颤幅度和频率及大脑供氧，可作为心肺复苏（CPR）一线用药。

⑤多巴胺：推荐剂量为 5～20μg/kg•min，超过 10μg/kg•min 可导致体循环和内脏血管的收缩，引起内脏灌注不足。

⑥去甲肾上腺素：适用于收缩压（SBP）＜70mmHg 的严重低血压和低周围血管阻力者，慎用于缺血性心脏病患者。推荐剂量为 8～30μg/min。

2. 心电图监测与电除颤 见第二节"循环支持技术"，"非同步直流电除颤术"部分。

3. 心跳恢复后的处理

①查明原发病因，并进行针对性治疗。

②稳定循环功能、防治低血压。

③调整酸碱平衡：$NaHCO_3$ 补充量(mmol)＝碱缺(BD)×0.25×体重(kg)。

④呼吸功能维护：参见第三节"呼吸支持技术"部分。

⑤稳定肝、肾、胃肠道、血液功能，防治多脏器功能衰竭。

【脑复苏】

①一般治疗：充分供氧、加强呼吸管理，维持有效循环和平均动脉压，纠正酸中毒，控制感染和高热。

②低温疗法：心跳一旦恢复并稳定之后即可开始，争取 3～6h 内降至 32℃～34℃，维持此温度 12～24h。优先和重点降低脑温，以冰帽或冰水槽做头部降温，全身降温可以采用输注 4℃生理盐水（30ml/kg）的方法。病人恢复听觉为中止低温疗法的指征。

③血糖控制：予以静脉输胰岛素，控制血糖在 4.4～6.6mmol/L。

④脱水疗法：在留置导尿管和循环稳定后静注 20% 甘露醇或 25% 山梨醇 0.5～1.0g/kg，24 小时内可用 2～3 次，并可间断加用速尿 0.5mg/kg。预期脱水目标：首日 24h 尿量超过同期静脉输液总量 800～1000ml，以后 2～3 日内维持出入量平衡。

⑤控制抽搐：可选用巴比妥类、丙嗪类、苯妥英钠、安定静注或肌注，交替或协同应用。必要时可在机械通气呼吸支持下应用肌松药。

⑥调控呼吸和酸碱状态：在吸入氧浓度（FiO_2）为 0.4 的条件下，保持血氧分压（PaO_2）在 80～100mmHg，二氧化碳分压（$PaCO_2$）在 30～35mmHg，PH 在 7.35～7.40，尽量不用或少用 $NaHCO_3$。

⑦高压氧疗法：有条件的医院，早期可加用高压氧治疗，1～2 次/日，2～4h/ 次，但须加强仓内监护和防止进出仓时血压的波动。

⑧激素和脑保护药物：大剂量皮质类固醇只可早期应用，过大剂量并无意义，且应防治可能出现的并发症。如地塞米松首次 1mg/kg 静注，以后 0.2mg/kg，每 6h 一次，一般不超过 4 日。ATP、辅酶 A、细胞色素 C、尼莫地平、胞二磷胆碱及脑活素等可在早期适当选用。

⑨复苏后心功能不全：以降低后负荷和扩血管药为主，以免增加心肌耗氧使心排血量降低。

⑩加强监护治疗。

第二节　循环支持技术

一、非同步直流电除颤术

【适应证】

心脏骤停、心室颤动的抢救治疗。

【操作步骤】

①患者平卧位。

②迅速开放气道，放置口咽管或气管插管，进行人工呼吸。

③在准备除颤仪的同时，持续行心肺复苏术（CPR）。

④将两个电极板涂以导电膏，并分别放置于患者右锁骨中线第2肋下方及心尖部，紧贴皮肤。

⑤将除颤仪设置为非同步状态。首次充电能量200J（双相波150J）。

⑥充电完毕时，检查术者及他人确无与患者身体接触后开始放电。

⑦首次除颤后观察并记录即刻心电图。如室颤持续存在，可连续电击，能量递增（200J、200～300J、360J；SMART Biphasic 双相波固定能量150J或逐步提升150J、200J、200J），直至转复成功或停止抢救。两次除颤间歇应持续CPR。

⑧如心电监测显示为心电静止，立即给予肾上腺素静脉注射（具体用法见"心肺脑复苏术"）。

⑨转复过程中与转复成功后，均须严密监测并记录心律、心率、呼吸、血压、神志等病情变化。

二、同步直流电除颤术

【适应证】

①无脉型室性心动过速。

②有脉型室性心动过速经药物治疗无效或伴有血液动力学明显异常。

③伴有血液动力学明显改变的室上性心动过速。

【禁忌证】

洋地黄中毒、病态窦房结综合征（sick sinus syndrome，SSS）、严重房室传导阻滞、低钾血症者禁用。

【操作步骤】

①患者平卧于绝缘床或地面上。

②吸氧、持续心电监护、建立静脉通道，并做好气管插管等复苏抢救准备。

③安定 10 ～ 20mg 缓慢静注。同时，嘱患者数"1、2、3、4……"，直至神志朦胧、数数停止或睫毛反射消失，立即停止推药。

④将电极板涂以导电膏，并分别放置于患者右锁骨中线第 2 肋下方及心尖部，紧贴皮肤。

⑤检查除颤器同步性能，使之处于同步状态。

⑥选择能量 100 ～ 200J（双相波 100 ～ 150J）。

⑦充电完毕，确定周围人员离开床边，按"放电"钮。

⑧此时除颤电脉冲在心电图 R 波下降支或 R 波起始后 30ms 左右发放，以避开心房心室易损期。

⑨同时观察并记录心电图。如无效，可重复电除颤，每次能量可增加 50J。

⑩除颤过程中与成功后，均须严密监测心律、心率、呼吸、血压、神志等变化。

三、择期同步直流电转复术

【适应证】

1. 室上性心动过速　药物治疗无效并伴有明显血液动力学障碍者。

2. 心房纤颤（房颤）

①心室率超过 100 次 / 分、常规药物不能控制，持续不超过 1 年，无明确附壁血栓及赘生物，无明显心脏扩大（心胸比例 ≤ 0.55），心功能

Ⅰ～Ⅱ级。

②二尖瓣球囊扩张、换瓣、外科分离术成功后 4～6 周仍持续房颤。

③预激综合征伴极快心室率的房颤。

④发生于电生理检查时，射频消融术中的房颤。

3. 心房扑动　药物治疗无效并伴有明显血液动力学障碍者。

【禁忌证】

①病程超过 1 年的慢性持续性房颤，尤其是重度二尖瓣病变者。

②左房明显扩大＞ 50mm, 心房内有明确血栓或赘生物者。

③心脏扩大明显，充血性心衰者。

④风湿活动未控制者。

⑤心包疾患的活动期。

⑥各种呼吸功能不全者。

⑦甲状腺功能亢进者。

⑧电转复术后不能耐受药物治疗者，以及已有 2 次以上电转复不能成功者。

⑨严重电解质紊乱者，特别是低血钾和低镁血症者。

⑩心室率过缓≤ 60 次 / 分，疑有窦房结、房室结功能障碍者。

【并发症】

体循环或肺循环栓塞、心律失常（包括室性心动过速、心室纤颤、心动过缓、心脏骤停）、肺水肿、低血压、呼吸抑制、心肌细胞损伤、局部皮肤灼伤。

【术前准备】

1. 人员　医师 1～2 名，护士 1～2 名，必要时请上级医师、麻醉医师协助。

2. 仪器准备　除颤监护仪、配备齐全的急救车、加压面罩、气管插管设备、呼吸机、紧急床边心脏起搏装置及临时起搏器。

3. 患者准备

①术前检查电解质、心电图、出凝血功能。

②向患者及家属详细介绍治疗的目的、操作过程、预期效果及可能发生的并发症和对策，征得家属理解并签署知情同意书。

③术前清洁皮肤、备皮、禁食 6h。

④建立静脉通道。

⑤保持呼吸道通畅，去除假牙等。

4.抗凝　新近有栓塞病史或疑有心内血栓者应实行不少于 4 周的抗凝治疗，常单独或联合应用抵克力得（盐酸噻氯匹定）250mg Bid，或华法令（华法林钠）3～5mg qd，或阿司匹林 300mg qd。复律成功后仍继续用药至少 3 个月。

5.其他　电转律前 1 日，口服胺碘酮负荷量 600mg/d；复律后 600mg/d 至总量 10g，以后改维持量 200～400mg/d。

【操作步骤】

1.体位　使患者平卧于绝缘床上，建立静脉通道，并做好气管插管等复苏抢救准备。

2.建立心电、血压监测

①监测电极避开除颤电极板放置的区域。

②监护选择 R 波明显且无干扰的导联。

③检查 R 波同步性能。

④记录术前全导联心电图、血压、呼吸状况。

3.吸氧

①建议面罩式吸入纯氧 3～5min，增加患者氧储备。

②电击前应关闭氧气供应，避免电击火花引起火灾。

4.麻醉　镇静或全麻，以减少患者不适感和恐惧心理。

①安定：10～20mg 缓慢静注。同时，嘱患者数"1、2、3、4……"，直至神志朦胧，数数停止或睫毛反射消失，立即停止推药。

②依托咪酯：0.2～0.4mg/kg，30～60s 静注，该药作用短暂，短期麻醉和顺行性遗忘效果优于安定，不影响呼吸、循环功能。

5.能量选择　通常起始能量选 100～150J，逐次增加，一般不超过300J。

6.电极板位置

①一个电极板放在右前壁锁骨下，另一个电极板放在心尖（左乳头左侧），两块电极板之间的距离不应小于 10cm，这种方式迅速便利，适用于紧急电击除颤，称为"前尖位"（前侧位或标准位），比较统一。

②一个电极板放在右前壁锁骨下，另一个电极板放在背部左肩胛下。

③一个电极板放在心尖部，另一个电极板放在背部右肩胛角，通常称为"尖后位"，或"前—右肩胛位"。

④一个电极板放在左肩胛下区，另一个电极板置于左乳头下（左腋前线第 5～6 肋间）。

⑤两电极板分别置于左肩胛下区及胸骨左缘第 4 肋间水平，通常称为"前后位"。

7. 电极板放置

①电极板表层充分涂抹导电糊，紧贴皮肤适当加压。

②尖后位和前后位应使用一次性除颤电极膜，无须握持。

8. 充电　按下充电钮同时再次检查下列事项：

①确认 R 波同步性能。

②病人是否已进入昏睡状态。

③选择的充电能量是否适当。

④氧气供应系统是否完全关闭。

⑤监护系统是否工作正常。

⑥工作人员是否不再与病人和铁床接触。

⑦有关人员各就各位。

⑧确认无误后迅速按下放电按钮至放电完成，观察电击效果。

⑨心律转复未成功则重新涂抹导电糊，在麻醉失效前适当增加能量重复电击。

第三节　呼吸支持技术

一、氧气疗法

【适应证】

①换气障碍引起 $PaO_2 < 60mmHg$ 伴或不伴有 CO_2 潴留，如：急性上呼吸道梗阻性疾病、肺水肿、肺栓塞、原发性肺动脉高压、急性呼吸窘迫综合征（ARDS）等。

②通气障碍引起 $PaO_2 < 60mmHg$，$PaCO_2 > 50mmHg$，如：慢性气

道阻塞性疾病、中枢神经系统疾病、周围神经及呼吸肌疾病、中毒等。

③通气限制性疾病，如：胸外伤、血气胸、腹水及巨大腹内肿物等。

④非低氧血症引起的组织缺氧，如：严重贫血、合并低血压的心脏病等。

【氧疗基本要求】

①调节吸入氧浓度（FiO_2）：尽可能以最低的 FiO_2，使 PaO_2 保持高于 8kPa。

②防止 CO_2 蓄积。

③减少呼吸道阻力。

④有效利用氧。

⑤病人能耐受。

⑥注意监测血气分析和经皮血氧饱和度（SPO_2）。

【氧疗方法】

①鼻导管或鼻塞：简单、方便，不影响患者咳嗽、进食、谈话。吸入的氧浓度一般可按下式估计：FiO_2（%）=21%+4×给氧流速（L/min）。

②简易开放面罩：两侧有气孔，无阀门。一般给氧流量 5 ～ 6L/min，FiO_2 能达到 30% ～ 50%。

③部分重复呼吸面罩：两侧有气孔，无阀门，与一储气袋相连。病人呼吸储气袋内气体，使用时可以提高 FiO_2 到 70% ～ 85%，比较节约氧气。

④非重复呼吸面罩：面罩两侧及与储气袋之间均有单向瓣，可以用低流速氧提供高的 FiO_2，无重复呼吸，正常使用可使 FiO_2 达到 80% ～ 95%。

⑤空气稀释面罩（Venturi 面罩）：根据 Venturi 原理制成，所提供的氧浓度不受患者呼吸影响，可提供 24% ～ 50% 不同浓度的氧。保持在较恒定水平，且基本无重复呼吸。其 FiO_2 不受患者通气多少的影响，相当稳定（误差在 1% ～ 2%）。其缺点是湿化不充分，耗氧多；面罩虽不必与面部紧密接触，但仍对咳嗽、进食有一定影响。用于需严格控制的持续低流量吸氧。

⑥气管内给氧：适用于病情危重，神志不清，必要时需要人工呼吸的病人。气管内给氧主要通过人工气道接 T 管、气管内小导管等方法进行。

⑦高压氧疗：主要用于治疗一氧化碳中毒、有机磷中毒、氰化物中毒，以及锑剂、安眠药、奎宁等药物中毒。一般不适用于慢性呼吸衰竭。

⑧氧帐或头罩：主要用于儿童或重症不合作的患者。

⑨通气机给氧：详见本节"四、机械通气技术"。

⑩体外膜肺氧合（ECMO），腔静脉内氧合（IVOX）：需要设备复杂，技术高，是有创伤性的氧疗技术。

【辅助治疗】

①减少氧需要量，如：降温、肌肉松弛、控制呼吸等。

②增加有效氧，如纠正低心排血量、贫血和使氧解离曲线左移的因素等。

【停止氧疗的指征】

①紫绀消失，动脉血氧饱和度（SaO_2）大于 90%。

②神志清醒，精神状态良好。

③血气分析满意，PaO_2 上升到 8.0～9.5kPa（60～70mmHg）。

④无呼吸困难症状。

⑤循环稳定。

【氧疗的副作用】

呼吸抑制和 CO_2 潴留、氧中毒、吸收性肺不张等。

二、气管插管及拔管术

【气道紧急处理】

紧急情况下，应首先保证患者有足够的通气及氧气供应，不要一味强求气管插管。

①气道梗阻，保持气道通畅：清除呼吸道、口咽部分泌物和异物。头后仰，托起下颌。

②放置口咽通气道。

③用简易呼吸器经面罩加压给氧。

【气管插管的适应证】

①心搏骤停。

②呼吸衰竭的治疗或急救。

③各种原因的通气功能障碍：昏迷、中毒、颅内疾病、神经肌肉疾病、多发性肋骨骨折、气管内肿瘤以及急性呼吸道梗阻等。

④全身麻醉或者应用肌松药的患者。

⑤面罩供氧技术治疗无效，呼吸衰竭加重者。

【气管插管的禁忌证】

①急性咽峡炎、气管黏膜下血肿。

②插管技术不熟悉或设备不全。

③主动脉瘤压迫气管为相对禁忌证。

【插管准备】

①氧源、加压面罩、简易呼吸器。

②根据不同的插管途径及病人的年龄、性别、体型选择适当的气管导管一根，同时准备一根小 2F 的导管备用。

③喉镜、插管钳、牙垫、插管内芯、导管润滑剂、开口器、气管插管固定带、吸引器、10ml 注射器一支。

④ 2%～4% 利多卡因表面麻醉喷雾器、静脉麻醉药及肌松药等。

⑤气管导管的选择：成人一般选内径直径（I.D）为 7.0～8.5mm 的气管导管，小儿按"I. D= 年龄 /4+4（mm）"选择。鼻插管一般减小一号。

⑥对可能发生的意外要先向有关的医生及家属交代清楚，对插管的必要性和危险性取得理解和一致认识。并请家属签署知情同意书，紧急抢救时若家属没有书面反对意见，视作同意气管插管处理。

⑦尽可能启动床旁的一切检测手段并记录下数据。

【插管操作方法】

1. 经口腔明视气管插管（图 6 中 a）

①用物准备：如前述。

②检查气囊是否漏气。将气囊充气后放在无菌且盛有灭菌蒸馏水的治疗碗内，无气泡逸出，证明气囊完好。

③用麻醉润滑油润滑气管插管前半部，并插入金属导管芯备用。

④取下患者义齿，清除口鼻分泌物。

⑤患者取去枕平卧位，头后仰，使颈部伸直，气道拉直。

⑥使用简易呼吸器吸入纯氧数分钟，提高血氧饱和度至患者所能达

到的最高值。可酌情予以镇静、镇痛及抗胆碱药物，行口腔、咽喉及气道的表面麻醉。

⑦患者头向后仰，使其口张开。左手持喉镜自右口角放入口腔，将舌推向左方，然后徐徐向前推进，显露悬雍垂；右手提起下颌，并将喉镜继续向前推进，直至看见会厌为止（图7）。

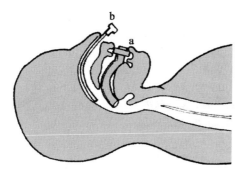

图6　经口腔、鼻腔明视气管插管

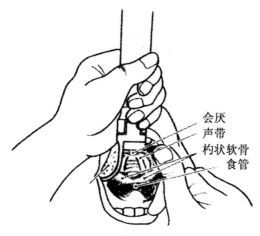

图7　喉镜的使用方法

⑧窥视片前端进入舌根与会厌角内，然后将喉镜向上、向前提起，即可显露声门（图8）。

⑨将备好的带有金属导管芯的气管插管插入患者口腔、经过声门至气管内，迅速拔出金属导芯，充气囊充气。如插管30s内未完成，须暂停，进行人工呼吸，提高血氧饱和度后，再重新开始。

⑩安置牙垫，导管外端和牙垫一并固定，退出喉镜并记录插管深度。

清除气道内分泌物，接呼吸机。判断插管是否在气管内：

a. 用简易呼吸器以较大流量送气，听诊双肺闻及明显呼吸音，胃部听诊无气过水音。

b. 监测呼出气二氧化碳的波形改变。

c. 拍胸片，确定插管是否在隆突上 $1 \sim 2cm$。

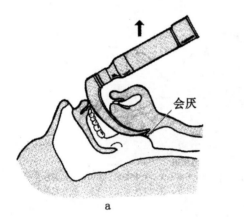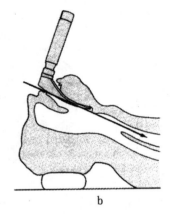

图8　喉的展开

2. 经鼻腔明视气管插管（图6中b）

①同"1. 经口腔明视气管插管"①～⑥。

②检查鼻腔有无堵塞、感染、出血、骨折等。选择通畅的一侧，用棉签蘸清水清洁鼻腔。

③将不带金属导芯的气管插管沿鼻腔的解剖走向轻轻插入，经过后鼻甲到达口腔内时，在喉镜目视下，用插管钳在口腔内夹住插管向下送入气管内。

④确认插管在气管内，方法同上。妥善固定插管，吸除气道内分泌物，接呼吸机。

⑦记录插管深度。

⑧拍胸片确定或调整插管深度。

3. 经鼻腔盲探插管

①同"2. 经鼻腔明视气管插管"①～③。

②当导管前端过鼻后孔后，在管端接近喉部时，术者以耳接近导管外端，随时探测最大通气强度并将导管插入气管。

③插管后应常规拍摄床旁胸片以确定气管导管的准确位置。

【困难插管的解决方法】

1. 困难插管常用的检查方法

①目测判断：若患者为短颈、下颌短小、门齿突出、下颌关节活动差、上腭较高且嘴角突出以及小口畸形等，发生困难插管的几率较大。

②特殊疾病：如下颌骨骨折、双颞颌关节强直、下颌骨区巨大肿瘤、舌根部巨大肿瘤及甲状腺压迫等无疑将造成气管插管困难。

③改良的 Mallampati 分级：患者端坐位，尽可能张大嘴并伸出舌头，根据所能看到的最佳视野分级，Ⅲ或Ⅳ级提示很可能发生插管困难。

Ⅰ级：能看到咽腭弓、软腭和悬雍垂。

Ⅱ级：能看到咽腭弓、软腭，悬雍垂被舌根掩盖。

Ⅲ级：只能看到软腭。

Ⅳ级：软腭也看不到。

2. 解决方法

①将经口插管改为经鼻插管。

②如反复误插食管，留置食管内导管，再通过另一鼻孔插入一根导管，当此导管通过声门后，再拔出前一根导管。

③逆行引导气管插管 *。

④采用纤维支气管镜插管。

⑤气管切开。

【气管导管拔管术】

1. 拔管时机

①成功撤机 1 ～ 2 日，$FiO_2 < 0.4$，通气氧合理想。

②病人咳嗽、吞咽反射恢复。

③咳嗽力量大，能自主排痰。

④自主呼吸潮气量 > 5ml/kg，频率 < 20 次 /min（成人）、30 次 /min（小儿）。

---

* 逆行引导气管插管：一般是指利用穿刺针做环甲膜穿刺，然后将引导管 / 丝经穿刺针向头侧插入呼吸道内，使引导管 / 丝逆行通过声门抵达口腔或鼻咽腔，再用小钩或钳子将它们从口或鼻孔牵出。此后将气管导管套在引导管 / 丝外，借此做引导，沿其将气管导管经过声门插入气管内。

⑤上呼吸道通畅，无喉头水肿。

⑥下颌活动良好，以便拔管后出现呼吸障碍时再插管。

⑦胃排空良好，无较多内容物残留。

2. 拔管方法

①准备吸引器、吸引管、面罩、简易呼吸器、开口器、喉镜等物品。

②拔管前先将口、鼻、咽喉、气囊上滞留物及气管内的分泌物吸引干净，放松气囊后再次吸引。

③拔管前给患者充分氧储备。

④将吸引管插入导管并越出内端口，一边做气管内吸引，一边将导管拔出。

⑤拔管后继续吸引，清除口、咽分泌物。

⑥密切观察呼吸道是否通畅，托起下颌，利用面罩给氧，必要时置口咽通气管或鼻咽通气管。

⑦拔管后发生喉痉挛或呼吸障碍，应用加压面罩吸氧，必要时重新插管。

三、气管切开术

【适应证】

①气管插管超过 2 周，需长期机械通气者。

②已插入气管插管，但仍不能顺利吸除气管内分泌物者。

③有呼吸道梗阻、严重喉部损伤或喉头水肿等，不能行气管插管者。

④先天性呼吸道畸形者。

⑤经口腔或鼻腔插管导致并发症者，如声门下狭窄等。

【术前准备】

①严重呼吸困难者，需同时准备气管插管物品。

②器械准备：气管切开包、手套、治疗盘（碘酒、酒精、棉签、2%普鲁卡因）、吸引器、橡皮导尿管、头灯和氧气等。

③向家属交代手术目的、过程、可能发生的意外及并发症，取得家属理解并签署知情同意书。

④向患者交代手术目的、过程及注意事项。

【操作步骤】

1. 体位

①患者取仰卧位，肩下垫高，头向后仰，颈部伸直并保持正中位，使气管向前突出。

②不能仰卧位者，取半坐位或坐位，但肩下仍需垫高，头向后仰伸，若头后仰伸使呼吸困难加重，可将头稍前屈，做切口后再后仰。

2. 术野常规消毒

3. 麻醉　2%普鲁卡因加肾上腺素少许，自甲状软骨下缘至胸骨上切迹做颈前正中皮下浸润麻醉，气管两侧也可注射少量麻醉剂；昏迷病人或紧急情况下可不予麻醉。

4. 切口　术者用左手拇指，中指固定喉部，食指按喉结以定中线；自环状软骨下缘至胸骨上切迹稍上做颈前正中切口，切开皮肤、皮下及颈浅筋膜。

5. 分离气管前软组织，暴露气管

①用止血钳自白线处分离两侧胸骨舌骨及胸骨甲状肌，并将肌肉均匀地拉向两侧，暴露气管。

②若甲状腺峡部较大，则沿甲状腺峡部下缘与气管前筋膜之间分离，然后用甲状腺拉钩，将甲状腺峡部向上牵引。

③分离气管前筋膜，气管环即清晰可见。

④注意分离过程中始终保持气管居中，且经常用手指触及气管位置，以免损伤邻近重要组织。

6. 确认气管

①视诊：分离气管前筋膜后可见到白色的气管环。

②触诊：手指可触及有弹性的气管环。

③穿刺：用注射器穿刺可抽到气体。

7. 切开气管　切开气管前，气管内注入2%普鲁卡因0.5ml，以防切开气管后出现剧烈咳嗽；用尖刀于正中自下向上挑开第3、4、5环；注意刀刃不宜插太深，以免损伤气管后壁及食道壁。

8. 插入套管　气管切开后，立即用气管撑开器或中弯血管钳撑开，插入气管套管，迅速取出通管芯，套入内管；暂用手指固定套管；若分泌物较多立即用接有吸引器的吸痰管自套管内抽吸。

9. 切口处理

①分别检查气管前壁两侧切口缘，若有内翻应用蚊齿钳向外挑起。

②仔细检查伤口有无活动性出血，并予以妥善处理。

③固定气管套管，系带打死结。

④皮肤切口中段缝合 1 ～ 2 针。

⑤正中剪开一块纱布，垫衬于气管套管底板下，以保护伤口。

10. 接呼吸器　辅助呼吸。

【并发症】

常见的并发症有出血、皮下气肿、气胸、纵隔气肿、心跳呼吸停止、切口感染、气管食管瘘、气管狭窄及气管皮肤瘘等。

四、机械通气技术

【适应证】

1. 临床适应证

①肺部疾病：慢性阻塞性肺疾病（COPD）、ARDS、支气管哮喘、间质性肺病、肺炎、肺栓塞等引起的呼吸衰竭。

②脑部炎症、外伤、肿瘤、脑血管意外、药物中毒等所致中枢性呼衰。

③严重的胸部疾患或呼吸肌无力。

④胸部外伤或胸部手术后。

⑤心肺复苏。

⑥呼吸停止和手术恢复期的呼吸支持。

2. 呼吸生理学指标　达到下列任何一项即应开始机械通气：

①呼吸频率＞ 35 ～ 40 次 /min 或＜ 6 ～ 8 次 /min。

②呼吸节律异常或自主呼吸微弱或消失。

③自主呼吸的潮气量（TV）小于正常 1/3 者（TV ＜ 6ml/kg）。

④ PaO_2 ＜ 50mmHg，尤其是吸氧后仍＜ 50mmHg 者。

⑤ $PaCO_2$ ＞ 50mmHg（COPD 除外），且继续升高或 PH 动态下降或出现精神症状者。

⑥生理无效腔 / 潮气量＞ 60%。

⑦肺活量＜ 10 ～ 15ml/kg。

⑧最大吸气负压＞ 25cmH$_2$O（闭合气路，努力吸气时的气道负压）。

⑨肺内分流（Qs/Qt）＞ 15%。

⑩ P（A-a）O$_2$＞ 50mmHg（FiO$_2$=0.21）；P（A-a）O$_2$＞ 300mmHg（FiO$_2$=1.0）。

【禁忌证】

现代机械通气无绝对禁忌证。相对禁忌证主要有：张力性气胸及纵隔气肿未行胸腔引流者、严重肺出血、肺大泡、气管食管瘘、急性心肌梗死等。

【呼吸机与患者的连接方式】

①面罩：适用于神志清醒，能合作，辅助呼吸间断使用的患者。

②气管插管：适用于严重呼衰，通过面罩不能有效地进行机械通气的患者。

③气管切开：置入气管套管，可做长期机械通气治疗。

【常用通气模式的特点及应用】

①辅助 / 控制通气（A/C），是目前临床上最常用的通气方式，它既可提供与自主呼吸基本同步的通气，也能保证通气量。

②同步间歇指令通气（SIMV）：应用 SIMV 时应设置合适的指令频率、潮气量、吸气时间或流速以及触发灵敏度，主要用于撤离通气机前的准备。

③压力支持通气（PSV）：应用 PSV 需调整好触发灵敏度及压力支持水平。该模式保持患者自主呼吸，仅提供部分通气支持，可长期使用，也可作为撤机前的过度。

④压力控制通气（PCV）：PCV 是一种压力限制时间切换的通气方式，应用于通气功能差，气道压较高的患者及新生儿、婴幼儿。

⑤呼气终末正压通气（PEEP）：主要有改善氧合功能、对抗内源性 PEEP、降低气道阻力、防止气道陷闭等作用，适用于 ARDS、左心衰竭、肺水肿等病人，多与其它模式同时应用。

⑥其他通气模式：一般来说，熟练掌握上述常用通气模式能满足绝大部分病人的通气辅助需要。对于其他的模式，如：双相气道正压通气（BIPAP）、气道压力释放通气（APRV）、压力调节容积控制通气（PRVCV）、适应性支持通气（ASV）、适应性压力通气（APV）及自动

模式（Auto Mode）等，可以结合病情参照呼吸机说明书调节。

【呼吸机参数的调节】

①吸入氧浓度（FiO_2）：通气开始可予纯氧，30min 后根据血气分析，减至 0.55 以下，维持 $PaO_2 \geq 8.0kPa$ 以上，$SaO_2 \geq 90\%$。若 $FiO_2 > 0.55$，SaO_2 仍 $\leq 90\%$，考虑加用 PEEP。

②呼吸频率：8 ～ 20 次 /min。

③潮气量：6 ～ 12ml/kg。

④每分钟通气量：6 ～ 10L/min。

⑤气道内峰值压力：12 ～ 20cmH$_2$O，以不超过 30cmH$_2$O 为宜。

⑥吸呼比（I/E）：1：1 ～ 1：4，也有 I/E 固定于 1：2，一般调节吸气时间为 0.8 ～ 1.2s。

⑦吸气末暂停时间（Pause）：一般不超过呼吸周期的 20%。

⑧ PEEP：一般从 3 ～ 5cmH$_2$O 开始，根据氧合、通气效果及监测条件进行调节。

⑨湿化气体温度：近病人端为 32℃～ 34℃。

五、机械通气的撤离

【撤机指征】

1. 撤机前需满足的一般条件（机械通气的撤离又称撤机）

①导致呼吸衰竭的基础疾病好转。

②血流动力学稳定：没有活动性的心肌缺血，没有临床上明显的低血压，无需使用或仅使用小剂量的血管活性药物。

③患者有自主呼吸触发，呼吸泵功能稳定。

④停止应用镇静药物、神经肌肉阻滞剂。

⑤能自主摄入一定的热量，营养状态和肌力良好。

⑥无水、电解质、酸碱失衡。

⑦无败血症或明显发热。

⑧患者已做好撤机的心理准备。

2. 呼吸泵功能可基本满足自主呼吸需要

①最大吸气负压（MIP）> 20 ～ 30cmH$_2$O。

②肺活量（VC）> 10 ～ 15ml/kg，第一秒用力肺活量（FVC1.0）> 10ml/kg（理想体重）。

③潮气量（VT）> 3 ～ 5ml/kg（理想体重）。

④静息分钟通气量（MV）< 10L/min，每分钟最大通气量（MVV）> 2×MV。

⑤呼吸频率（RR）< 25 ～ 35 次 /min。

⑥浅快呼吸指数（RSBI，即 f/VT）。若 f/VT ≤ 80 次 /min·L，提示易于撤机；若为 80 ～ 105 次 /min·L，需谨慎撤机；≥ 105 次 /min·L 则提示难于撤机。

⑦ 0.1 秒末闭合气压（P0.1）< 4 ～ 6cmH$_2$O。

⑧呼吸功（WOB）< 0.75J/L，脱机多能成功。

【撤机方法】

① T 型管间断脱机：分为间断撤机法和直接脱机法，若患者能完全依靠自主呼吸 12 ～ 24h 而无呼吸功能不全表现，说明撤机成功。

② IMV/SIMV 撤机法：由于按需阀存在应答延迟可能导致呼吸功增加，因此不作为首选方法。

③ PSV 撤机法：PSV 用于撤机时，每次递减 3 ～ 6cmH$_2$O 的压力水平至克服人工气道阻力水平时，平均为 7cmH$_2$O，绝大多数患者可撤机。

④ IMV/SIMV 与 PSV 方式并用撤机：是临床上较为常用的撤机手段。撤机开始时将 IMV/SIMV 频率调至可使 IMV 方式提供 80% 分钟通气量的水平，PSV 辅助压力调至可克服通气管路阻力的水平以上 5cmH$_2$O，然后先将 IMV/SIMV 的频率下调，其速度与单纯 IMV/SIMV 方式相仿或稍快，当调至 0 ～ 4 次 /min 后，再将 PSV 压力水平逐渐下调，直至 5 ～ 6cmH$_2$O 左右，稳定 4 ～ 6h 后可以脱机。

⑤持续气道正压（CPAP）方式间断脱机：在撤机中交替使用 CPAP 和撤机前通气辅助方式，逐渐增加 CPAP 条件下自主呼吸的时间并降低 CPAP 水平。一般减至 3 ～ 5cmH$_2$O 以下，患者能较长时间（2 ～ 4h 以上）地维持良好自主呼吸时，即提示撤机已基本成功。

⑥有创无创序贯通气：以"肺部感染控制窗"（PIC 窗）为切换点，撤离有创通气继以无创通气，主要用于慢性呼吸衰竭尤其是 COPD 患者的撤机。与传统的撤机方式比较，此种方法有创通气时间、VAP 发生率、

再插管例数明显降低，具有良好的应用前景。

【撤机失败的原因】

①撤机条件未具备，仓促撤机。

②长期机械通气导致呼吸肌废用，应加强营养，延长呼吸肌锻炼时间。

③心理因素，如呼吸机依赖等。

④其他因素，如胃酸误吸、排痰困难、消化道出血、感染以及碱血症等。

第四节　雾化吸入疗法

【适应证】

①气道阻塞性疾病，特别是严重哮喘、哮喘持续状态的治疗。

②肺部感染性疾病，尤其是特殊病原菌感染，如铜绿色假单胞菌、真菌等。

③机械通气患者存在支气管痉挛、阻塞或气道阻力增加等异常。

④心胸大手术或高危病人手术后。

⑤顽固性咳嗽。

【治疗目的及常用雾化药物】

①控制呼吸道感染，消除炎症：一般每次抗生素剂量按全日肌注量的 1/4 ～ 1/8 计。多黏菌素易引起支气管痉挛，使用时应慎重。

②解除支气管痉挛：常用氨茶碱、喘乐宁、爱喘乐、全特宁。

③稀释痰液，帮助去痰：常用盐酸氨溴索等。

④减轻呼吸道黏膜水肿：常用地塞米松、普米克令舒。

⑤湿化呼吸道：常用生理盐水，多配合人工呼吸器使用。

【雾化器主要类型和使用方法】

1. 加压式雾化器　驱动气流量 8 ～ 10L/min，但最高气流量不超过 12L/min，药液消耗 0.5ml/min，理想颗粒直径 2 ～ 4μm，药液 4 ～ 6ml。

①将待吸入的药物放入贮液罐。

②将贮液罐中的药物稀释至 4～6ml。

③调节气体的流量（常用 8L/min）。

④将喷嘴和面罩与患者相连。

⑤嘱患者缓慢正常潮气量呼吸，间断做深吸气到肺总量，再屏气 4s～10s。

⑥持续雾化时间约 15min。

⑦观察患者雾化吸入后的效果及副作用。

2. 超声雾化器（图 9）

①以 10ml 蒸馏水稀释药物，注入雾化罐，盖紧后放入雾化机水槽。

②接通电源，打开灯丝开关，预热 3min，再开雾化开关。

③通常每次吸入 15～30min，耗水量 1～2ml/min（＜3ml/min），婴幼儿＜1ml/min，每日一般 2～3 次，1～2 周为 1 疗程。

④治疗完毕，先关雾化器开关，再关电源。

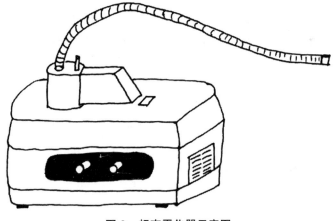

图 9　超声雾化器示意图

第五节　纤维支气管镜检查

纤维支气管镜检查是一项内窥镜技术，临床应用广泛，虽然操作简便，却可使许多隐藏在气管、支气管及肺内深部难以发现的疾病，在没有体表创伤的情况下得以诊断及治疗，使患者免除手术（图 10）。

【适应证】

①困难气道患者用纤维支气管镜引导气管插管。

②肺不张和清除气道内异常分泌物，包括痰液、脓栓、血块等。

③肺部感染性疾病，经纤维支气管镜采集病原学标本。

④支气管冲洗及局部注药治疗，包括局部放疗和注射化疗药物。

⑤进行性呼吸困难的弥漫性肺部病变患者经纤维支气管镜活检。

【禁忌证】

①活动性大咯血：检查过程可能出现剧烈咳嗽导致大咯血加重，引起窒息；同时活动性出血干扰视野，难以确定出血部位。

②肺功能严重损害，哮喘急性发作，明显呼吸困难者。

③严重心脏病，心功能不全或频发心绞痛，明显心律紊乱者。

④新近发生心肌梗死或有不稳定性心绞痛者。

⑤全身情况极度衰竭。

⑥有不能纠正的出血倾向者，如凝血功能严重障碍。

⑦严重的上腔静脉阻塞综合征，纤维支气管镜检查时易导致喉头水肿和严重的出血。

⑧疑有主动脉瘤者，检查时有破裂危险。

⑨气管部分狭窄，纤维支气管镜可能导致严重的通气受阻。

⑩尿毒症、严重高血压、严重的肺动脉高压，检查时可能发生严重的出血。

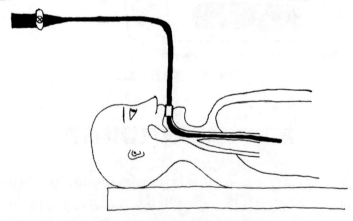

图 10　纤维支气管镜检查示意图

【术前准备】

①器械检查并消毒：先将器械用 2% 防锈戊二醛浸泡 15min，再用无菌蒸馏水冲洗干净。

②详细了解病史、体格检查情况、有无禁忌证。

③进行胸部 X 线及必要的实验室检查，了解有无出血倾向、传染病等。40 岁以上者需常规查心电图。

④向患者及家属详细说明检查的目的、意义、大致过程、常见并发症和配合检查的方法等，同时了解患者的过敏史，签署知情同意书。

⑤术前禁食 6h 并取下活动义齿。

⑥根据需要在术前 30min 可用少许镇静剂和胆碱能受体阻断剂，如地西泮和阿托品肌注；咳嗽较剧烈者可肌注哌替啶。

⑦麻醉药过敏试验。

【操作步骤】

1. 纤维支气管镜导引下气管插管（经口或鼻）

①麻醉：先用 2% 利多卡因行咽喉部麻醉后，再在纤维支气管镜引导下行气管内麻醉，总量一般不超过 15ml。经鼻气管插管需局部分别喷复方麻黄素合剂和 2% 利多卡因 2～3 次，使局部血管收缩和表面麻醉。

②备好气管镜、冷光源，置患者床前。

③备好适于患者的插管，检查气囊并润滑，将插管套在气管镜外。

④患者去枕平卧，头后仰，用简易呼吸器人工呼吸，提高血氧饱和度至患者所能达到的最高值。

⑤助手将插管置于气管镜根部，术者经鼻或口插入气管镜，进入气管后，术者一手固定气管镜不动，一手沿气管镜将插管插至气管隆突上 1～2cm 处。经口插入时，用开口器打开患者口腔，直至插管成功拔出气管镜，以防患者咬伤气管镜。

⑥拔出气管镜，充好气囊，固定好插管。

2. 肺不张和气道分泌物清除治疗

①同"纤维支气管镜导引下气管插管"第①～②步。

②机械通气患者可以经人工气道行纤维支气管镜治疗，术前应适当镇静；使用专用转接口，以保障术中通气辅助顺利进行。

③在充分的局部麻醉下使纤维支气管镜进入气管及支气管逐一吸引。

④分泌物黏稠可以用 37℃生理盐水反复冲洗吸引，每次 10～15ml，直到全部吸净。

⑤咳血所致的肺不张，血块祛除后仍有活动性出血，可注入 1:20000 肾上腺素液 2～3ml 或稀释的凝血酶液以止血。

⑥术中应充分供氧，并加强监护，避免低氧血症发生。

3. 纤维支气管镜冲洗和注药治疗

①同"纤维支气管镜导引下气管插管"第①～③步。

②在充分的局部麻醉下纤维支气管镜进入气道吸引，并用灭菌生理盐水反复冲洗，直到脓液吸净。

③向病灶部位注入药物溶液，抗生素用量相当于单次肌注剂量。

④多数患者需要重复冲洗和注药治疗，并配合全身给药治疗。

4. 支气管肺泡灌洗治疗（以哮喘持续状态黏液栓形成为例）

①术前静脉滴注氢化可的松 200mg 或 40～80mg，肌注地西泮（安定）10mg 或盐酸哌替啶（杜冷丁）50mg，皮下注射阿托品 0.5mg。

②配制痰液稀释液 500ml，含生理盐水、化痰药、β_2 受体激动药、激素。

③同"纤维支气管镜导引下气管插管"第①～②步。

④在充分的局部麻醉下纤维支气管镜依次进入各叶段支气管，分别注入 10～20ml 痰液稀释液，稍等片刻回吸液体。

⑤如此反复，总灌洗量 400ml/ 次。

5. 肺活检

①术前准备和局部麻醉等与常规纤维支气管镜检查大致相同。

②纤维支气管镜进入气道后，先按常规顺序对可见范围进行普查。

③依术前定位将活检钳由选定的支气管口缓慢插入，在 X 线透视下经支气管至末端肺组织，直至患者有胸痛感时，将活检钳退出 1～2cm，嘱患者轻轻吸气后张开钳子，于患者呼气末闭气时将钳子前伸 1cm 进行钳夹。弥漫性肺病变者可以盲取。

④依上法钳取标本 3～4 块送检，弥漫性肺病变者须多个角度分别钳取 5 块以上标本，以提高阳性率。

第六节　中心静脉压监测

中心静脉压（central venous pressure，CVP）是上、下腔静脉进入右心房处的压力，通过上、下腔静脉或右心房内置管测得，它反映右房压，是临床观察血液动力学的主要指标之一，它受右心泵血功能、循环血容量及体循环静脉系统血管紧张度 3 个因素影响。测定 CVP 对了解有效循环血容量和右心功能有重要意义。正常值：成人为 $6 \sim 12cmH_2O$，小儿为 $3 \sim 10cmH_2O$。

【适应证】

①严重创伤、休克、心血管代偿功能不全及急性循环衰竭者。
②需接受大量、快速输血、补液者。
③全胃肠外营养及长期输液治疗者。
④危险性较大的手术或会引起血流动力学显著变化的手术。
⑤紧急情况下快速静脉输液通道。

【禁忌证】

①穿刺或切开处局部有感染。
②凝血功能障碍。

【术前准备】

①深静脉穿刺术前准备。
②压力测定物品：三通开关、肝素帽、硬质压力延长管、肝素生理盐水压力冲洗系统、换能器和压力测量仪或压力插件套装。
③术前谈话并签署知情同意书。

【操作步骤】

1. 经玻璃水柱测定
①按 91 页"深静脉穿刺置管"操作步骤留置深静脉导管成功。
②将 T 形管或三通开关分别连接病人的深静脉导管、有刻度数字的消毒测压管和静脉输液系统，测压管水柱内充满输液液体。

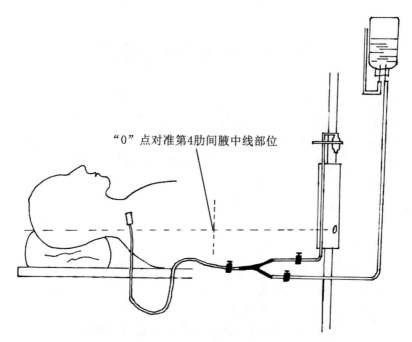

"0"点对准第4肋间腋中线部位

图 11　测量中心静脉压装置

③测压计垂直地固定在输液架上。

④水柱"0"点通常在第 4 肋间腋中线部位平右心房水平，水柱向中心静脉开放。

⑤水柱逐渐下降至停止时，在呼气末读得水柱对应的数值即为中心静脉压的值（cmH_2O）。

⑥机械通气患者应在关闭 PEEP 后测定或按约每 $4cmH_2O$ PEEP ≈ 1mmHg 计算。

2. 经换能器监测仪测定

①按"深静脉穿刺置管"操作步骤留置深静脉导管成功。

②同第七节"创伤性动脉压监测""测压方法"中"换能器测压"步骤②～⑦。

③肝素生理盐水连续冲洗管道时可以不加压。

【并发症】

心包填塞、气胸、血胸、胸腔积液、空气栓塞、出血、局部血肿、感染等。

第七节　创伤性动脉压监测

【适应证】

①各类危重患者、循环功能不全者，需行体外循环下心内直视手术、大血管外科及颅内手术等患者。

②严重低血压、休克和需反复测量血压，以及用间接法测压有困难或脉压狭窄的患者。

③术中血流动力学波动大，需用血管收缩药或扩张药的患者。

④术中需进行血液稀释、控制性降压的患者。

⑤染料稀释法测量心排血量时，由周围动脉内插管连续采取动脉血样分析染料的浓度。

⑥需反复采取动脉血样做血气分析和 pH 值测量的患者。

【禁忌证】

①穿刺部位或其附近存在感染。

②凝血功能障碍者。对已使用抗凝剂的患者最好选用浅表且处于机体远端的血管。

③血管疾病患者，如脉管炎等。

④手术操作涉及同一部位者。

⑤ Allen 试验阳性者禁行桡动脉穿刺测压。

【术前准备】

①无菌包、消毒用具、Teflon 或 Vialon 外套管穿刺针（长约 3.2～4.5cm）、弹簧血压计。

②术者准备无菌手套、戴无菌帽、口罩。

③向家属交代可能发生的意外及并发症并签署知情同意书。

【穿刺部位】

桡动脉常为首选部位，此外肱动脉、股动脉、足背动脉和腋动脉均可采用。

1. 桡动脉穿刺

①保证病人手部清洁、温暖，便于观察手掌的颜色。

②用手指压迫桡动脉终止血流；嘱患者手举过头部并做握拳、放松动作数次，然后紧紧握拳。

③保持对桡动脉的压迫，嘱患者将手下垂，并自然伸开。

④判断供血情况：手、掌部颜色由苍白转红的时间多在 3s 左右，最长不超过 6s。若颜色恢复延迟至 7～15s 为可疑，说明尺动脉充盈不畅。当手部颜色在 15s 以上仍未变红，说明尺动脉供血有障碍。

2. 肱动脉穿刺　肘窝部通常作为穿刺插管处。采用连续冲洗预防血凝，可增加肱动脉插管的安全性。

3. 腋动脉穿刺　一般在腋窝的最高点，摸清动脉搏动，直接经皮穿刺。经此动脉插管成功率高，病人舒适、方便，并发症少。

4. 尺动脉穿刺　可代替桡动脉插管，特别是经 Allen 试验证实手部血供以桡动脉为主者，但成功率较低。

5. 股动脉穿刺　位于腹股沟韧带中点的下方，穿刺成功率高，但管理不方便，潜在感染的机会大，目前应用已减少。

6. 其他　新生儿抢救可经脐动脉穿刺插管。

【穿刺方法】

以桡动脉为例分为经皮动脉穿刺和直视动脉穿刺插管两种方法。

1. 经皮动脉穿刺插管

①患者仰卧位，左上肢外展于托手架上，腕部垫高使腕背伸，拇指外展，消毒，铺无菌孔巾。

②穿刺者右手示、中指与拇指持针，于桡动脉搏动最明显处进皮。在左手示、中指摸清桡动脉搏动行踪的引导下向着动脉进针。

③针尖与皮肤呈 30°～45°，将针尖刺入动脉后，再进针约 2mm。

④一手固定内针，另一手捻转并推进外套管，将外套管送入动脉腔内。拔除内针，连接测压装置。

2. 直视动脉穿刺插管

①在上述穿刺部位做约 1cm 长纵切口，显露动脉。

②在动脉下安置一根丝线，不结扎，作远端血流阻断和牵引用。

③直接用外套管针进行穿刺，移除牵引线，缝合皮肤。

【测压方法】

1. 压力计测压　由动脉插管、三通开关、塑料塞、塑料连接导管和弹簧血压计组成。

①先将塑料连接导管的一端与三通开关连接。

②拨转三通开关，通向塑料连接导管；取下塑料塞，经此用 10ml 注射器注入稀释的肝素液（1mg/ml），使之充满管长的 1/4。

③将塑料连接导管的另一端与弹簧血压计连接。

④再注入肝素液，使血压计指针从零上升超过病人的平均动脉压。

⑤拨转三通开关于各路全封闭位，取下注射器。

⑥将三通开关与动脉插管连接，拨转三通开关，使动脉插管与塑料连接管相通，就可见到管内肝素液面和弹簧血压计指针随心动周期而波动，指针所指的刻度即所测得的平均压数值。正常桡动脉的平均动脉压为 70 ～ 100mmHg。

⑦术后 2h 内由操作者或助手完成操作记录。

2. 换能器测压　由动脉插管、三通开关、塑料连接导管、压力换能器、监视仪和连续冲洗装置等组成。

①同本节"1. 压力计测压"步骤①～②。

②通过连接导管和三通开关，使连接导管与输液装置和压力换能器、监视仪相连。

③对换能器进行校零调试。将换能器置于心脏水平的支架上固定，并随时保持换能器与心脏在同一水平上。

④牢固固定连接导管，防止连接导管位置移动或脱出影响测量，并用肝素盐水预冲管道，排净空气，关闭三通，观察监视仪，读取数值。

⑤为防止导管堵塞，以肝素盐水连续冲洗，确保测压管道通畅，防止产生血凝块。

⑥严格无菌操作，穿刺部位保持清洁，每日换药一次。穿刺针保留时间不宜超过 5 ～ 7 天。

⑦拔除动脉穿刺针时，按外科无菌伤口换药要求进行。局部压迫时间为 10min。压迫后用纱布、宽胶布加压覆盖，防止出血。

【注意事项】

①测压数值的可靠性直接与测压计即弹簧血压计的精确程度有关，

应定期校验，避免误差。

②装置中仅用一个三通开关，测压、采血和冲洗均方便，但必须严格无菌操作。各部位连接要牢固，不能有渗漏。

③为防止血液返流堵管，在动脉插管与测压装置连接之前用肝素盐水预冲管道，排净空气。

④为防止血凝堵管，可增加冲洗液中肝素浓度达 1.0mg/ml，2ml/h 冲洗三通开关和导管。当测压计液面或弹簧血压计指针停止摆动时，应立即冲洗。

⑤应注意不同部位的压差不同，保持测压管道通畅。

【并发症】

主要并发症是由于血栓形成或栓塞引起血管阻塞。其他并发症包括出血、感染、动脉瘤和动静脉瘘等。

第八节　腹腔内压（膀胱内压）测定

腹腔内压（intra-abdominal pressure，IAP）是腹腔内在的压力，是临床诊断和治疗疾病重要的生理学参数之一。正常成人 IAP 为 $0 \sim 5$mmHg，典型 ICU 患者为 $5 \sim 7$mmHg，剖腹术后患者为 $10 \sim 15$ mmHg，脓毒性休克患者为 $15 \sim 25$mmHg，急腹症患者为 $25 \sim 40$mmHg。监测腹腔内压是临床诊断和治疗的可靠依据，在 ICU 内常规进行腹腔内压监测，可准确预测腹腔高压症患者病情变化，及早防治腹腔间室综合征的发生，降低危重患者的死亡率。

腹腔内高压的常见原因有：创伤和腹腔出血；腹部手术；后腹腔出血；腹膜炎，通常为继发性或复发性（如胰腺炎、复发脓肿）；腹腔镜和气腹；巨大切口疝修复；为预防术后切口疝而用尼龙腹带腹部包扎；采用大量液体复苏时，通常液体量 > 5L/24h；麻痹性、机械性或假性肠梗阻，病情危重的患者，如休克、心肺复苏后，体外循环心脏手术后，严重高血压及外科手术后。

【测定方法】

腹腔内压测定分为直接测定和间接测定，膀胱内压（urinary bladder

pressure，UBP）测定作为一种间接测定的方法，具有创伤小，相关性好，应用简便，因此在临床中广泛使用。UBP 测定步骤如下：

①患者取仰卧位，在无菌条件下经尿道插入三腔尿管，排空膀胱之后夹闭尿管。

②将一次性引流袋的前端剪下，连接三通，按照选择的测压方式连接好测压装置，排尽空气。

③将导尿管与压力管道连接之后向膀胱内注入 37℃～40℃生理盐水 50～100mL，待 30～60s 后膀胱肌肉松弛。

④以耻骨联合为参照点，拔下测压装置的输液管道，使测压管与大气相通，调节三通使尿管和测压管路相通，当测压管的液面至有轻微波动而不再下降时，患者呼气末测压管内液面凹面所对的刻度数字为膀胱内压。

【注意事项】

①测压时排空膀胱，嘱病人采取正确卧位，即平卧位。

②应用测压管测压及呼吸末正压对腹腔压力的影响。

③向膀胱内注入生理盐水时注意无菌操作，严密消毒各连接口处，防止尿路感染。

④测压时注入膀胱内的无菌生理盐水不超过 25mL（20Kg 体重以内小儿注水量为 1mL/Kg）。

⑤膀胱注水后 30～60s 再测定压力，以等待逼尿肌松弛。

⑥以耻骨联合为调零点。

⑦测定时须在无腹肌紧张的状态下进行。

第九节　主动脉内球囊反搏术（IABP）

主动脉内球囊反搏术（intra-aortic balloon pump，IABP）是一种常用的机械辅助循环方法，将远端有球囊的导管经股动脉逆行插入至胸部降主动脉左锁骨下动脉开口远端，通过心电图或动脉内压力波形信号触发，心脏舒张时充气，主动脉瓣开放前放气由此产生双重血液动力学效应。升主动脉舒张压升高，增加冠状动脉灌注压及血流量，心肌供血增加；升主动脉舒张压升高，刺激主动脉压力感受器，从而降低全身血管阻力及左心室后负荷，增加心排血量，降低心肌耗氧量，从而改善缺血心肌的供氧平衡。

【适应证】

①缺血性心肌病、急性心肌梗死并发心源性休克、室间隔穿孔、二尖瓣返流；不稳定型心绞痛；顽固性心律失常。

②高危患者冠状动脉造影、经皮冠状动脉腔内血管成形术、冠状动脉溶栓及非心脏外科手术前后的辅助治疗。

③急性病毒性心肌炎及心肌功能损伤。

④心脏移植或心室机械辅助装置植入前后的辅助治疗。

⑤体外循环手术中产生搏动性血流。

⑥出现下述使用指征：

ⅰ 多巴胺用量＞ 10μg/（kg·min），并用 2 种升压药，血压仍呈下降趋势。

ⅱ 心脏排血指数＜ 2.0 L/（m²·min）。

ⅲ 平均动脉压＜ 50mmHg（6.67kPa）。

ⅳ 左心房压＞ 20mmHg（2.67kPa）。

ⅴ 中心静脉压＞ 15cmH$_2$O（1.47kPa）。

ⅵ 尿量＜ 0.5mL/（kg·h）。

ⅶ 精神委靡，组织供氧不足，动脉或静脉血氧饱和度低。

一有指征应尽早应用，以免病情恶化，错过治疗时机。

【禁忌证】

①主动脉瓣关闭不全。

②胸主动脉瘤、主动脉夹层。

③周围血管病变（导管插入有困难者）。

④不可逆的脑损害及晚期心脏病无手术适应证者。

⑤心脏已停搏、心室颤动及严重低血压，经药物治疗后收缩压仍低于 45mmHg 者，IABP 无效。

【手术方法】

① IABP 导管插入方法。常规方法：穿刺股动脉，插入鞘管，注入肝素 5000U，然后沿导引钢丝送入气囊导管（送入前需先抽空气囊内的气

体），在 X 线透视下将气囊导管尖端送至胸降主动脉锁骨下动脉开口的远端（胸锁关节下方），若无 X 线透视条件，导管插入长度可通过测量胸骨柄至脐再斜向股动脉穿刺点的距离估计，导管到位并固定后，与反搏泵连接，开始反搏。

②反搏机的操作及调节。开始反搏后应观察压力波形是否满意。现代的反搏机通常可由心电图或压力波形信号自动触发气囊的充气和排空，必要时可人工调节气囊充放气时间。首先调节充气时间，使之恰好发生在主动脉瓣关闭时（即主动脉内压力波形重搏波切迹处）；然后调整放气时间，最终使气囊辅助的反搏增强压超过非辅助动脉收缩压，而辅助主动脉舒张末期压低于非辅助舒张末期压 5 ～ 15mmHg，以达到理想的反搏效果。窦性心律当心率为 80 ～ 110/bpm 时，球囊反搏最为有效；当心动过速心率＞ 110/bpm 时，球囊泵频率可降至 1 ：2（即 2 次心跳反搏 1 次）。

③药物辅助治疗及护理应注意补充血容量，继续应用血管活性药物。肝素静脉滴注 700 ～ 1000U/h（需监测 APTT，调整肝素剂量，使 APTT 维持在对照值 1.5 ～ 2 倍）；或用低分子肝素，每 12h 皮下注射 1 次。严密观察各项生命体征和血流动力学参数，神智状态，尿量，血气，下肢循环及足背动脉搏动。

【撤除指征】

①血流动力学状态稳定，心排血量指数＞ 2.5L/（m²·min），平均动脉压＞ 80mmHg（10.67kPa）。

②神智清楚，末梢循环良好，尿量＞ 1mL/（kg·h）。

③多巴胺用量＜ 5μg/（kg·min），且依赖性小，减量后对血流动力学影响小。

④心电图无心律失常或心肌缺血的表现。

⑤已撤除呼吸机，血气分析提示酸中毒内环境紊乱已恢复正常。

【并发症及其预防和治疗】

①肢端缺血。缺血通常由血栓脱落、球囊导管阻塞和周围血栓形成所致。表现为下肢疼痛、变凉、苍白，足背动脉和胫后动脉搏动消失。发现缺血须及时处理，拔出球囊导管（必要时换至另一侧血管），取出血栓或栓子或行血管重建术。预防血栓形成主要在于使用适量肝素抗凝。

②血栓形成和栓塞可栓子肾动脉、脑血管、肠系膜动脉和周围动脉。血栓形成或栓子可能是导管血凝块直接播散的结果，适当的肝素化可减少或预防这一并发症。其治疗取决于栓塞的部位及临床表现，必要时须拔除反搏导管。球囊导管在动脉内必须始终处于搏动状态，停止反搏后应立即拔除导管。

③动脉损伤或穿孔。在导管插入过程中必须轻柔操作，以预防其发生。

④主动脉夹层。可表现背痛、左右侧肢体脉搏和血压不对称、肾功能减退、胸痛加剧或神经系统症状，症状体征经常不典型，临床上有时难以确定。如在插管过程中遇到阻力，应怀疑此并发症。如临床表现及X线透视所见怀疑反搏导管在主动脉内膜下层，应立即停止反搏，拔除导管，并给予相应治疗。为预防其发生，导管插入时遇到阻力切不可强行推送，应在引导钢丝引导并在X线透视下推送导管。

⑤感染。插管操作中注意无菌操作，插管部位每天换药，观察伤口，反搏时间较长者，应用抗生素以预防感染。

⑥出血和血肿。可局部压迫，并注意肝素剂量和血小板计数。

⑦血小板减少症。与反搏时间有关，停止反搏后多可恢复正常，一般不必输血小板。

第十节　体外膜肺氧合（ECMO）

体外膜肺氧合（extracorporeal membrane oxygenation，ECMO）是以体外循环系统为其基本设备，采用体外循环技术进行操作和管理的一种辅助治疗手段。ECMO是将静脉血从体内引流到体外，经膜式氧合器氧合后再用血泵将血液灌入体内。临床上主要用于呼吸功能不全和心脏功能不全的支持，ECMO能使心脏和肺脏得到充分休息，有效地改善低氧血症，避免长期高氧吸入所致的氧中毒，以及机械通气所致的气道损伤；心脏功能得到有效支持，增加心输出量，改善全身循环灌注，为心肺功能的恢复赢得时间。体外生命支持组织（ELSO）2010年1月统计表明，全球ECMO患者总数为41558名，呼吸支持存活率为52%～75%，循环支持存活率为34%～47%。

【适应症】

1. 循环辅助适应证　主要为各种原因导致的心源性休克，包括：

①心脏术后心肌顿抑，无法脱离体外循环。

②急性爆发性心肌炎。

③急性心肌梗死来不及或无法耐受进一步治疗。

④恶性心律失常或心脏骤。

⑤感染性休克经容量和血管活性药物治疗仍无法改善。

⑥围产期心肌病等。

此类适应证进行 ECMO 辅助的目的主要是为急性疾病提供治疗窗或等待脏器的恢复。

2. 呼吸辅助适应证　主要为各种原因导致的呼吸衰竭，经传统治疗肺功能无法改善，且不能满足机体气体交换的需求，但肺部病变可逆。使用 ECMO 的指征可以理解为：预计机械通气大于 7 天，在肺保护通气策略和包括俯卧位通气及高频振荡通气等其他治疗手段干预下，仍无法满足机体气体交换的需求时，可使用 ECMO。需要 ECMO 进行呼吸辅助的原发病包括：各种原因引发的儿童或成人急性呼吸窘迫综合征（ARDS）、哮喘持续状态、肺栓塞、严重的气道漏气综合征等。

不同年龄段的患者原发病和适应证各不相同。新生儿以胎粪吸入综合征（MAS）、肺发育不良、新生儿持续性肺高压（PPHN）、先天性膈疝为主，这些疾病主要以肺血管阻力增加引起的肺动脉高压为特点。而儿童多以病毒或细菌性肺炎所致的 ARDS 为主。成人则以各类原因引发的 ARDS 为主，这些原因包括感染性或吸入性肺炎（如 H7N9、烧伤等）、血管炎、肺出血等。

3. 其他　除上述常规适应证外，ECMO 还可用于其他领域，如心脏死亡器官捐献（Donation after Cardiac Death，DCD）的脏器保护、体外二氧化碳排除（ECCO$_2$R）、体外复温、在复杂气管重建或肺移植中作为心肺转流的替代方法等。

【禁忌证】

ECMO 基本没有绝对禁忌证，相对禁忌证主要考虑如何平衡患者的风险和获益。这些相对禁忌证包括：

①终末期肿瘤患者。

②严重的出血性疾病。

③严重的神经系统并发症。

④严重免疫抑制状态。

⑤不可逆的多脏器功能衰竭。

⑥不能接受血制品患者。

⑦移植等待遥遥无期。

⑧高龄。

⑨明确诊断的主动脉夹层患者等。

对这些禁忌证的把握，需要根据具体情况具体分析。

【实施前的准备】

1. 容量准备　常规准备 800mL 悬浮红细胞、400~800mL 血浆或相应容量负荷的胶体。ECMO 系统开机运行前应提前补充悬浮红细胞和胶体，以减少出现开机后立即出现的低血压状态。

2. 抗凝　肝素为最常用的抗凝药物。通常在 ECMO 导管置入前给予冲击剂量的肝素（50~100IU/kg），此后在 ECMO 运行中持续泵入。少数肝素诱发血小板减少伴血栓形成综合征（Heparin-induced thrombocytopenia associated with thrombosis syndrome，HITT）患者，阿加曲班（Argatroban anhydrous）通常可作为备选药物。

3. 无菌准备

①考虑到 ECMO 穿刺时无菌敷料需要完全覆盖床单，穿刺前需要充分吸痰，并清理气囊上的滞留物，延长静脉通路，以便操作过程中应用肝素、血管活性药物等。

②考虑到 ECMO 管路较粗较长，患者配合不佳等，较易出现固定位置脱落等现象，穿刺前应充分准备固定位置。

③通常颈内静脉固定点要延伸至耳后乳突位置，扩大备皮范围，同时剪除同侧或者全部头发，以便消毒和护理，而股静脉固定点要延伸至膝盖水平。

【插管方式】

临床常用的插管方式有以下两种：

1. VA-ECMO 经皮插管　传统的股动静脉插管模式，即股—股模式。主要用于心功能衰竭为主的循环辅助，兼具呼吸辅助功能。但心衰合并呼衰时需注意上半身氧供的问题（Harlequin 综合征或阴阳人因上半身血供来自自身肺的氧合不足血而发绀），此时需要转换为 VAV 模式或将插管位置改为（锁骨下）动脉途径。

2. VV-ECMO 经皮插管　上腔静脉单根双腔插管模式。主要用于单纯呼吸衰竭患者。如辅助中在呼吸衰竭基础上同时并发循环衰竭，则需要转换为 VVA 模式，以同时提供部分循环辅助功能。

【拔管指征】

经过一段时间的 ECMO 支持后，患者各项指标符合下列情况可考虑试行停止 ECMO：

①心电图恢复正常。

②动脉和混合静脉氧饱和度恢复正常。

③血流动力学参数恢复正常。

④气道峰压下降，肺顺应性改善。

⑤胸部 X 线片改善。

⑥血气和水、电解质正常。

如 ECMO 支持 1 周后出现不可逆的脑或肺的损伤、其他重要器官功能的衰竭或顽固性出血，应终止 ECMO。

1. VA-ECMO 停机指征　ECMO 辅助期间血流动力学平稳，当机械通气达到 FiO_2 < 50%，PIP<30cmH$_2$O，PEEP < 8cmH$_2$O，血气指标满意，可逐渐降低膜肺氧浓度，并逐渐减低辅助流量（< 1L/min），观察患者生命体征，当流量降至正常血流量的 10% ~ 25% 后，仍能维持血流动力学稳定，血气指标满意，可考虑停机。

2. VV-ECMO 停机指征　ECMO 撤出前可以通过减低流量（最小流量 40mL/（kg·min）或 200mL/min）和降低膜肺氧浓度的方法评价患者自体肺功能。加大通气氧浓度到 1.0，观察患者 PaO_2，如果患者随 $FiO2$ 的提高 PaO_2 也迅速增高，证明患者肺功能良好。调节通气参数到预计停止 ECMO 后可接受的状态，低流量下血气指标较好，可以关闭膜肺气源，封闭膜肺气体进出口，观察 1 ~ 2 小时再查血气，如果血气指标可以接受，可考虑停止 ECMO。

【撤除步骤】

在停机指征符合的情况下，与外科医师、ICU 医师协商决定撤除

ECMO。在 ECMO 终止后，应该继续观察患者情况 1～3 小时，病情稳定则拔除插管，修复血管，缝合切口，撤离机器。

1. VA-ECMO 撤机步骤：

①夹闭动静脉管道停机，并保持动静脉桥连开放，以备再次辅助。如患者较为紧张，可给予镇静剂。

②给予肌肉松弛剂，防止拔管时空气吸入静脉插管。

③拔管前需要静脉注入肝素 1mg/kg，严格消毒铺单。

④一般先拔出静脉插管，再拔出动脉插管和下肢灌注插管，认真清创，仔细修复血管，新生儿可直接结扎动静脉，缝合皮肤伤口，覆盖无菌敷料。

⑤术后肝素可以不用中和，也可给予鱼精蛋白中和。

2. VV-ECMO 撤机步骤　相对 VA-ECMO 的撤机步骤来说较为简单，停机后在无菌条件下拔出静脉管，认真清理创口，拔除插管后压迫止血，新生儿不需修复血管直接结扎即可，体内也不需要使用鱼精蛋白中和。

第十一节　脉搏指示连续心排血量监测（PiCCO）

脉搏指示连续心排血量监测（pulse indicator continuous cardiac output 或 pulse index continuous cardiac output，PiCCO）已广泛应用于危重症的临床诊治。

【工作原理】

采用热稀释方法测量单次心输出量（cardiac output，CO），通过分析动脉压力波形曲线下面积来获得连续的心输出量，同时可计算：胸内血容量、血管外肺水、肺毛细血管通透性指数、全心舒张末期容积、每搏量变异、脉压变异、全心射血分数、心脏功能指数外周血管阻力等参数。

【测定步骤】

1. 连接 PiCCO。

2. 心输出量（CO）的测定方法

①测量开始，从中心静脉匀速注入一定量温度（2℃～8℃）指示剂

（冰盐水）10mL/ 次，4 秒内注射完毕。

②经过上腔静脉→右心房→右心室→肺动脉→血管外肺水→肺静脉→左心房→左心室→升主动脉→腹主动脉→股动脉→ PiCCO 导管接收端。

③连续 3 次测定，间隔大于 70 秒。

【临床参数及意义】

（为便于读者学习记忆，此处序号采用连续编号。）

1. 前负荷参数

①全心舒张末期容积指数（global total end-diastolic volume index，GEDI）：即左心室舒张末期容积 / 体表面积。男性：体表面积＝ 0.00607×身高 +0.0127× 体重 -0.0698；女性：体表面积 ＝ 0.00586× 身高 ＋ 0.0126× 体重 -0.0461。参考范围为 680 ～ 800mL/ m²，小于低值为前负荷不足 , 大于高值为前负荷过重。

②胸腔血容积指数（intrathoracic blood volume index，ITBI）：反映循环血容量的有效参数，由左、右心室舒张末期容量和肺容量组成，因而与心脏充盈量密切相关。ITBI 可作为心脏前负荷的灵敏度指示器，是较肺毛细血管楔压（PCWP）和中心静脉压（CVP）更好的心脏前负荷指标。参考范围为 850 ～ 1000mL/ m²，小于低值为前负荷不足，大于高值为前负荷过重。

③每搏变异（stroke volume variation，SVV）：是指单位时间内每搏量与最小每搏量的差值和每搏量平均值之比值的百分数。机械通气下，吸气相时，肺内压增高，胸膜腔内压负值降低，此时腔静脉的扩张降低，回心血量减少，心脏前负荷减小。参考范围为 ≤ 10%，反映液体复苏的反应性。

④脉压变异（pulse pressure variation，PVV）：为动脉血压最大值和最小值之差与这两个值的平均值之比，并以百分数表示。参考范围一般是 0 ～ 10%。脉压变异升高超过 10%，患者可能存在血管内有效循环血容量不足，应给予补液治疗，来恢复循环血容量的充足和稳定。

2. 后负荷参数

⑤心指数（cardiac index，CI）：心脏每分钟泵出的血容量除以体表面积（m²）得出的数值，进而可以将体型大小不一的患者进行直接比较。低于 2.5L/min/m² 时可出现心衰，低于 1.8L/min/m² 并伴有微循环障碍时为心源性休克。

⑥每搏量指数（stroke volume index，SVI）：将每次心脏搏动泵出的血容量（mL）除以体表面积（m^2）得出的数值。临床意义同心指数。参考范围为 40～60mL/m^2。

⑦全身血管阻力（systemic vascular resistance，SVR）：SVR=80×（平均动脉压—平均静脉压或中心静脉压）/ 心输出量，反映了左心室后负荷大小，血液在血管系统中流动时所受到的总的阻力，特别是微小动脉的阻力。参考范围为 1200～1800dyn·s·cm^{-5}·m^2，体循环中小动脉病变，或因神经体液等因素所致的血管收缩与舒张状态，均可影响结果。

⑧平均动脉压（mean arterial pressure，MAP）：即一个心动周期中动脉血压的平均值。正常成年人平均动脉压通常＞60mmHg，以确保重要脏器的血供。计算公式如下：平均动脉压 =（收缩压 +2× 舒张压）/3。也可表示为平均动脉压（MAP）= 舒张压（DBP）+1/3 脉压差（SBP-DBP），脉压差 = 收缩压 - 舒张压。参考范围为 70～90mmHg。

3. 心肌收缩力参数

⑨全心射血分数（global ejection fraction，GEF）：每搏输出量占心室舒张末期容积量的百分比。参考范围为 25%～35%。

⑩心功能指数（cardiac function index，CFI）：是心输出量（CO）和全心舒张末期容积（global end-diastolic volume，GEDV）之间的比率，即 CFI = CO/GEDV。参考范围为 3.0～5.0L/min/m^2。

⑪左心室收缩力指数（dpmax）：参考范围为 1200～2000mmHg/s，反映心肌收缩力。

4. 肺相关参数

⑫血管外肺水指数（extravascular lung water index，EVLWI）：是 PiCCO 通过经肺热稀释法，获得量化的血管外肺水指数，在肺水发生 10%～20% 的改变时即可监测到。参考范围为 3～7mL/kg，大于高值为肺水过多，将出现肺水肿。

⑬肺血管通透指数（PVPI）：即肺通透性指数，可用来预测肺水肿的发生，鉴别心源性呼吸困难和非心源性呼吸困难。参考范围为 1～3mL/kg。

第十二节　连续性肾脏替代治疗（CRRT）

连续性肾脏替代治疗（continuous renal replacement therapy，CRRT）又称连续性血液净化，是通过体外循环血液净化方式连续、缓慢清除水及溶质的一种血液净化治疗技术，以替代肾脏功能。相比普通血液透析而言，CRRT 延长了血液净化治疗时间而降低了单位时间的治疗效率，使血液中溶质浓度及容量变化对机体的影响降到最低，同时采用高通透性、生物相容性好的滤器；为重症患者的救治提供了极其重要的内稳态平衡。

CRRT 溶质清除机制有 3 种：

①弥散：溶液中溶质总是从浓度高的部位向浓度低的部位移动，是依靠浓度梯度差进行物质移动的过程，这是透析中溶质清除的主要机制，小分子物质弥散清除效果好。

②对流：溶液中溶剂随压力梯度差移动，而溶质不受分子量和浓度梯度的影响随溶剂移动方向而移动。

③吸附：通过正负电荷的相互作用或范德华（Van der Wassls）力和透析膜表面的亲水性基团选择性吸附某些蛋白质、毒物及药物（如 β2-M、补体、炎症介质、内毒素等）。在血液透析中，致病物质被选择性地吸附于透析膜表面，使其被清除，从而达到治疗目的。

技术分类有：缓慢连续性超滤（SCUF），连续性动—静脉血液滤过（CAVH），连续性静脉—静脉血液滤过（CVVH），高容量血液滤过（HVHF），连续性动—静脉血液透析（CAVHD），连续性静—静脉血液透析（CVVHD），连续性动—静脉血液透析滤过（CAVHDF），连续性静—静脉血液透析滤过（CVVHDF），连续性高通量透析（CHFD），连续性血浆滤过吸附（CPFA），血浆滤过吸附透析（PFAD），内毒素吸附等。

【适应证】

1. 肾脏疾病

①重症急性肾衰竭：伴血流动力学不稳定和需要持续清除过多水或毒性物质，如急性肾损伤（AKI）合并严重电解质紊乱、酸碱代谢失衡、心力衰竭、肺水肿、脑水肿、急性呼吸窘迫综合征、外科术后、严重感染等。

②慢性肾脏病并发症：合并急性肺水肿、尿毒症脑病、心力衰竭、

血流动力学不稳定等。

2. 非肾脏疾病　由于 CRRT 对炎性介质及其他内源性毒性溶质的清除作用，它已被广泛应用于许多非肾衰疾病的治疗。包括多脏器功能障碍综合征、脓毒血症或感染性休克、急性呼吸窘迫综合征、挤压综合征、乳酸酸中毒、急性重症胰腺炎、心肺体外循环手术、慢性心力衰竭、肝性脑病、药物或毒物中毒、严重容量负荷、严重的电解质和酸碱代谢紊乱、肿瘤溶解综合征、热射病等。

【禁忌证】

CRRT 无绝对禁忌证，但存在以下情况时应慎用：
①无法建立合适的血管通路。
②难以纠正的低血压。
③恶病质，如恶性肿瘤伴全身转移。

【治疗模式】

1. 前稀释置换法（置换液在血滤器之前输入）　优点是血流阻力小，滤过率稳定，残余血量少，不易形成滤过膜上的蛋白覆盖层，滤器不易凝血。缺点是清除率低，所需置换液量较大。根据滤器的超滤系数及血流速度，前稀释置换液量为血流量的 50%～60%，当患者需做无抗凝剂血液滤过时，建议选择本模式。

2. 后稀释置换法（置换液在血滤器之后输入）　置换液量较前稀释置换法少，而清除率较前稀释置换法高，但容易导致高凝状态的患者滤器凝血。根据滤器超滤系数及血流速度，后稀释置换液量为血流量的 25%～30%。一般患者均可选择本置换法，但有凝血倾向的患者不宜选择本模式。

3. 混合稀释法（置换液在血滤器前及后同时输入）　清除效率较高，且滤器不易堵塞，对血细胞比容高者较实用，建议前稀释率要小于后稀释率，前稀释与后稀释比例为 1∶2，置换液量可参考前稀释法。

【血管通路】

1. 临时导管常用的有颈内、股静脉及锁骨下静脉双腔留置导管，右侧颈内静脉及股静脉插管均可作为首选。股静脉留置导管长度建议 20～25cm，右侧颈内静脉留置导管长度建议 12～15cm，左侧颈内静脉留置导管长度建议 15 ～ 20cm，置管时应严格执行无菌操作。提倡在超声引导下置管，可提高成功率和安全性。

2. 不推荐常规使用带涤纶套的长期导管，若预计治疗时间超过 3 周，可使用带涤纶套的长期导管，首选右侧颈内静脉。

3. 不推荐采用动静脉内瘘或者人工血管作为 CRRT 的血管通路。

【抗凝方案】

1. 普通肝素　适用于无活动性出血或无出血风险的患者，一般首剂量 0.3 ～ 0.5mg，追加剂量 5 ～ 10mg/h，血滤结束前 30 ～ 60min 停止追加。

2. 低分子肝素　适用于无活动性出血或无潜在出血风险的患者，一般选择 60 ～ 80IU/kg，推荐在治疗前 20 ～ 30min 静脉注射，无需追加剂量。

3. 局部枸橼酸钠抗凝　适用于活动性出血或高危出血风险的患者。临床上常用 4% 枸橼酸钠，抗凝方案根据置换液是否含钙离子分为 2 种情况，在使用无钙置换液时 4% 枸橼酸钠 180mL/h 滤器前持续注入，控制滤器后游离钙离子浓度 0.25 ～ 0.35mmol/L 达到抗凝作用，控制体内游离钙离子浓度 1 ～ 1.35mmol/L。需注意的是，使用枸橼酸钠抗凝时碳酸氢根要减量，1mmol 枸橼酸钠将使体内增加 3mmol 钠、3mmol 钙和 6mmol 碳酸氢根。

4. 阿加曲班　一般首剂量 250ug/kg，追加剂量 2ug/（kg·min），血液净化治疗结束前 20 ～ 30min 停止追加。

5. 无抗凝剂　血液净化实施前给予 4mg/dL 的肝素生理盐水预冲，保留 20min 后再给予生理盐水 500mL 冲洗。治疗过程每 30 ～ 60min 给予 100 ～ 200mL 生理盐水冲洗管路和滤器。

【抗凝治疗的监测】

1. 肝素　血液净化过程中，静脉端采集的样本 ACT/APTT 维持于治疗前 1.5 ～ 2 倍；治疗结束后，动脉端采集的样本 ACT/APTT 基本恢复治疗前水平。

2. 低分子肝素　可监测抗凝血因子 Ⅹa 活性，建议无出血倾向的患者抗凝血因子 Ⅹa 活性维持在 500 ～ 1000U/L，伴出血倾向的患者抗凝血因子 Ⅹa 活性维持在 200 ～ 400U/L。但因抗凝血因子 Ⅹa 活性不能及时监测，临床指导作用有限。

3. **枸橼酸钠**　可监测滤器后和患者体内游离钙离子（Ca^{2+}）浓度，体外循环游离 Ca^{2+} 浓度 0.25 ～ 0.35mmol/L，控制体内游离 Ca^{2+} 浓度 1 ～ 1.35mmol/L。

4. **阿加曲班**　静脉端采集的样本 APTT 维持于治疗前 1.5 ～ 2 倍，治疗结束后动脉端采集的样本 APTT 基本恢复治疗前水平。

【置换液常用配方】

1. 协和配方

生理盐水（NS）：2000mL

5% 葡萄糖溶液（GS）：500mL

5% 碳酸氢钠注射液（SB）：125mL

25% 硫酸镁（$MgSO_4$）：1mL

10% 葡萄糖酸钙：10mL

10% 氯化钾（KCl）：5mL

应根据患者的电解质水平再做相应调整，如低钙可静脉补充 10% 葡萄糖酸钙，高钾可不加 KCl，酸中毒明显可开始用 SB 纠酸，糖尿病患者减少葡萄糖用量，透析中一定要查电解质，同时注意心电变化。

2. 南京军区总医院的改良配方

A 液：

NS：3000mL

5%GS：170mL

注射用水：820mL

25%$MgSO_4$：3.2mL

10% 葡萄糖酸钙：30mL

10%KCl 视患者的情况，需要用时再加入。

B 液：

5％碳酸氢钠：250mL

A 液和 B 液视患者的电解质酸碱情况按一定比例输入。

3. Port 配方：

A 液（4 升袋）：

NS：3000mL

5%GS：1000mL（糖尿病患者改为 5%GS500mL ＋灭菌注射用水

500mL）

5% 氯化钙（$CaCl_2$）：20mL

25%$MgSO_4$：3.2mL

B 液（另输）：

5% $NaHCO_3$：250mL

C 液：（根据患者需要决定是否给）

10%KCl：5~10mL

4. 改良 Port 配方：

A 液：生理盐水 3000 mL＋ 5% 葡萄糖（Glu）液 1000 mL＋ 10% 氯化钙 10 mL＋ 25% 硫酸镁 3.2mL（依患者血钾水平加入适量 10% 氯化钾溶液 5 ～ 10mL）

B 液：5% 碳酸氢钠 250 mL

以上两组液体从不同通道同步输入，B 液不加入 A 液中，以免离子沉淀。配制的液体最终浓度为：Na^+ 143.6 mmol/L、Cl^-116.7 mmol/L、Ca^{2+} 2.15 mmol/L、Mg^{2+} 1.57 mmol/L、HCO_3^- 35.0 mmol/L、Glu 65.4 mmol/L。

【操作流程】

1. 治疗前准备

①准备置换液、生理盐水、抗凝剂、注射器、一次性使用透析护理包、无菌纱布等物品。

②术前谈话并签署知情同意书。操作者按要求着装，然后洗手，戴帽子、口罩、手套。

③检查并连接电源，打开机器电源开关。

④根据机器显示屏提示步骤，逐步安装 CRRT 血滤器及管路，安放置换液袋，连接置换液、生理盐水预冲液、抗凝用肝素溶液及废液袋，打开各管路夹。

⑤进行管路预冲及机器自检。如未通过自检，应通知技术人员对 CRRT 机进行检修。

⑥ CRRT 机自检通过后，检查显示是否正常，发现问题及时对其进行调整，关闭动脉夹和静脉夹。

2. 治疗开始

①设置血流量、置换液流速、超滤液流速及肝素输注速度等参数，此时血流量设置在 100mL/min 以下为宜。

②打开患者留置导管封帽，用消毒液消毒导管口，抽出导管内封管溶液并注入生理盐水冲洗管内血液，确认导管通畅后从静脉端给予抗凝剂。

③将管路动脉端与导管动脉端连接，打开管路动脉夹及静脉夹，按治疗键，CRRT 机开始运转，放出适量管路预冲液后停止血泵，关闭管路静脉夹，将管路静脉端与导管静脉端连接后，打开夹子，开启血泵继续治疗。如无需放出管路预冲液，则在连接管路与导管时，将动脉端及静脉端一同接好，打开夹子进行治疗即可用胶布固定好管路。治疗巾遮盖好留置导管连接处。

④逐步调整血流量等参数至目标治疗量。查看机器各监测系统处于监测状态，整理用物。

3. 治疗过程中的监护：

①检查管路是否紧密、牢固连接，管路上各夹子松开，回路各开口关 / 开到位。

②机器是否处于正常状态：绿灯亮，显示屏开始显示治疗量。

③核对患者治疗参数设定是否正确。准确执行医嘱。

④专人床旁监测，观察患者状态及管路凝血情况，记录各项生命体征，监测参数，每小时记录一次治疗参数及治疗量，核实是否与医嘱一致。

⑤根据机器提示，及时补充肝素溶液、倒空废液袋、更换管路及透析器。

⑥发生报警时，迅速根据机器提示进行操作，解除报警。如报警无法解除且血泵停止运转，则立即停止治疗，手动回血，并速请维修人员到现场处理。

4. 治疗结束

①需要结束治疗时，准备生理盐水、封管用肝素盐水、敷贴、无菌纱布、消毒液、棉签等用物。

②调整血液流量至 50 ～ 100mL/min。打开动脉端预冲侧管，用生理盐水将残留在动脉侧管内的血液回输到动脉壶。

③关闭血泵，靠重力将动脉侧管近心侧的血液回输入患者体内。

④夹闭动脉管路夹子和动脉管腔处夹子。

⑤打开血泵，用生理盐水全程回血，回血过程中，可使用双手揉搓滤器，但不得用手挤压静脉端管路。当生理盐水回输至静脉壶、安全夹自动关闭后，停止继续回血。不宜将管路从安全夹中强制取出，将管路

液体完全回输至患者体内，否则易发生凝血块入血或空气栓塞。

⑥回血完毕，停止血泵，夹闭静脉管路夹子和静脉管腔处夹子，分离动静脉端与留置导管动静脉端。

⑦消毒留置导管管口，生理盐水冲洗留置导管管腔，根据管腔容量肝素盐水封管，包扎固定。

⑧整理用物。测量生命体征，记录治疗单，签名。

⑨治疗结束嘱患者平卧 10~20 分钟，向患者交代注意事项。

⑩根据机器提示步骤，卸下透析器、管路及各液体袋。

关闭电源，擦机器，推至血液净化中心治疗室内待用。

【并发症及处理】

CRRT 并发症种类同血液透析和血液滤过等技术，但由于 CRRT 治疗对象为危重患者，血流动力学常不稳定，且治疗时间长，故一些并发症的发生率较高，且程度较重，处理更为困难。如低血压、低钾血症、低钙血症、低磷血症、酸碱失衡、感染，以及机械因素相关并发症。另外，由于治疗时间长，如应用肝素等全身抗凝剂总量过大，容易发生出血或出血倾向；但如血流量较低、血细胞比容较高或抗凝剂剂量不足，则容易出现凝血。如治疗时间较长，则可导致维生素、微量元素和氨基酸等丢失，应适当补充。

第十三节　ICU 常用穿刺技术

一、深静脉穿刺置管

【适应证】

①监测中心静脉压（CVP）。

②快速补液、输血或给予血管活性药物。

③胃肠外营养。

④插入肺动脉导管。

⑤进行血液透析、滤过或血浆置换。

⑥使用可导致周围静脉硬化的药物。

⑦无法穿刺外周静脉以建立静脉通路。

⑧特殊用途，如心导管检查、安装心脏起搏器等。

【禁忌证】

①出血倾向。

②局部皮肤感染。

③胸廓畸形或有严重肺部疾患，如肺气肿等，禁行锁骨下静脉穿刺。

【术前准备】

①置管前向患者及家属详细交代穿刺的目的、操作过程、可能发生的并发症等，征得患者和家属理解同意并签署知情同意书。

②检查患者的血常规、血型和出凝血功能，准备好除颤器等抢救设备及有关的急救药品并建立 1 条常规静脉通路。

③对清醒患者，应取得患者配合，并予适当镇静。

④准备穿刺器具，包括消毒物品、深静脉穿刺包、穿刺针、引导丝、扩张管、深静脉导管、缝合针线等，以及肝素盐水（生理盐水 100mL＋肝素 6250U）和局麻药品（1% 利多卡因或 1% 普鲁卡因）。

【操作步骤】

1. 颈内静脉穿刺置管（图 12）

①患者去枕仰卧位，最好头低 15°～30°（Trendelenburg 体位），以保持静脉充盈和减少空气栓塞的危险性，头转向对侧。

②颈部皮肤消毒（图 13A），术者穿无菌手术衣戴无菌手套，铺无菌孔巾，显露胸骨上切迹、锁骨、胸锁乳突肌侧缘和下颌骨下缘。

③检查导管完好性和各腔通透性。

④确定穿刺点：常用中间径路（图 14）或后侧径路。

a. 中间径路：定位于胸锁乳突肌胸骨头、锁骨头及锁骨形成的三角顶点，环状软骨水平，距锁骨上 3～4 横指以上。

b. 后侧径路：定位于胸锁乳突肌锁骨头后缘，锁骨上 5cm，或颈外浅静脉与胸锁乳突肌交点的上方。

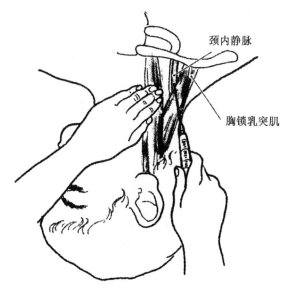

图 12   颈内静脉穿刺

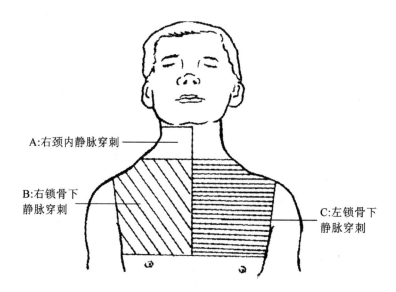

图 13   皮肤消毒区域

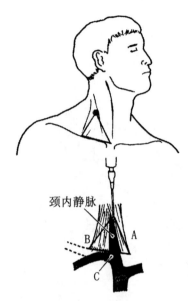

颈内静脉

图 14　颈内静脉的穿刺点（中间径路）

　　⑤确定穿刺点后局部浸润麻醉颈动脉外侧皮肤及深部组织，用麻醉针试穿刺，确定穿刺方向及深度。

　　⑥左手扪及颈动脉后穿刺针按颈动脉平行方向穿刺，进入皮肤后保持负压，直到回抽到静脉血。如不能摸清颈动脉：

　　a. 中间径路：穿刺时针尖指向胸锁关节下后方，针体与胸锁乳突肌锁骨头内侧缘平行，针轴与额平面呈 $45°\sim60°$。

　　b. 后侧径路：针尖对准胸骨上切迹，紧贴胸锁乳突肌腹面，针轴与矢状面及水平面呈 $45°$，深度不超过 $5\sim7cm$。

　　⑦从注射器尾部导丝口插入导引钢丝（如用普通注射器则撤去注射器，从针头处插入引导丝），将穿刺针沿引导丝拔除。可用手术刀片与皮肤平行向外侧破皮以扩大创面，注意不要损伤颈动脉。

　　⑧绷紧皮肤，沿导引钢丝插入扩张管，轻轻旋转扩张管扩张至颈内静脉，固定好导引钢丝近端将扩张管撤出。

　　⑨沿导引钢丝插入导管（成人置管深度一般以 $13\sim15cm$ 为宜），拔除导丝，用肝素生理盐水注射器与导管各腔末端连接进行试抽，回抽有血后，向导管内注入 $2\sim3ml$ 肝素生理盐水，取下注射器，拧上肝素帽。将导管固定处与皮肤缝合固定，应用敷料覆盖。

　　⑩拍摄 X 线胸片确定导管的位置、排除气胸、导管扭曲、贴壁等。

导管尖端正确位置应处于上腔静脉与右房交界处。

2. 锁骨下静脉穿刺置管

①患者去枕仰卧位，肩后垫高，最好头低 15°～ 30°（Trendelenburg 体位，图 15），以保持静脉充盈和减少空气栓塞的危险性，头转向对侧。

②锁骨中下部皮肤消毒（图 13B、C），术者穿无菌手术衣戴无菌手套，铺无菌孔巾。检查导管完好性，用肝素生理盐水冲洗各腔检查通透性并封闭。

③确定穿刺点：常用锁骨下径路，定位于锁骨中、内 1/3 交界处下方 1cm（或 1 横指）处（图 16）。

④局部浸润麻醉锁骨中下方皮肤及深部组织，可用麻醉针试穿刺，确定穿刺方向及深度。

⑤右手持针，保持穿刺针体与额平面平行，左手示指放在胸骨上凹处定向，穿刺针进入皮肤后保持负压，针尖指向内侧稍上方，确定穿刺针触及锁骨骨膜后，保持穿刺针紧贴在锁骨后，对准胸骨柄上切迹进针（图 16b），直至回抽出静脉血，一般进针深度为 3 ～ 5cm。

⑥置管步骤同"颈内静脉穿刺置管"操作步骤⑦～⑩。

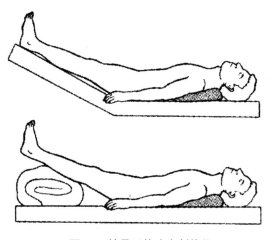

图 15　锁骨下静脉穿刺体位

放置背枕，把床的下肢侧抬高或把被褥等做成圆团，将下肢置于其上。

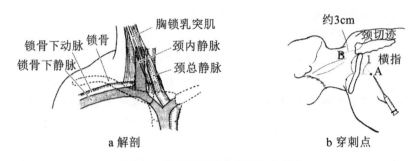

图 16　锁骨下静脉的解剖和穿刺点

在锁骨中、内 1/3 交界处下 1 横指处（A 点）刺入，而对准胸骨柄上切迹或稍微上方（B 点）的方向把针刺进。

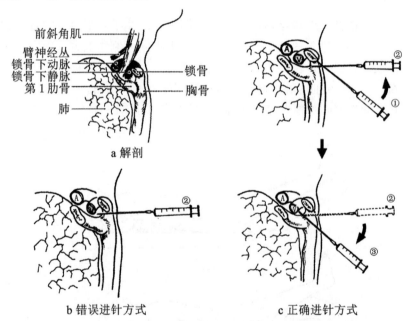

图 17　锁骨下静脉穿刺进针方式

以 c 图记号①的角度穿刺，当针尖碰撞到锁骨而发出敲击声时，才以记号②所示的角度把针竖立起来，然后从锁骨与第 1 肋骨之间隙将针潜入后，再将注射器放倒，边稍加压于内套，边将针推进。如 b 图按照记号②的针角度直接刺进的话，是会穿刺到肺的。

3. 股静脉穿刺置管

①患者下肢轻度外展，膝盖稍弯曲。

②腹股沟韧带上、下部皮肤消毒，术者穿无菌手术衣戴无菌手套，铺无菌孔巾。

③检查导管完好性，注入肝素生理盐水检查各腔通透性并封闭。

④确定穿刺点，穿刺点定位在腹股沟韧带中点下方 2 ～ 3cm，股动脉搏动的内侧 0.5 ～ 1cm 处。

⑤局部浸润麻醉腹股沟下股动脉搏动内侧皮肤及深部组织，可用麻醉针试穿刺，确定穿刺方向及深度。

⑥穿刺针体与皮肤呈 30°～ 45°进针，针尖对准对侧耳，穿刺方向与股动脉平行，进入皮肤后穿刺针保持负压，直至回抽出静脉血。

⑦置管步骤同"颈内静脉置管"步骤⑦～⑩。

【注意事项】

①因锁骨下出血后难以压迫止血，因此抗凝治疗或凝血障碍患者禁止锁骨下静脉穿刺置管。

②颅内高压或充血性心力衰竭患者不应采取 Trendelenburg 体位。

③颈内静脉穿刺进针深度一般为 3.5 ～ 4.5cm，以不超过锁骨为度。

④锁骨下静脉穿刺进针过程中应保持针尖紧贴锁骨后缘，以避免气胸。

⑤股静脉穿刺时，切不可盲目用穿刺针向腹部方向无限制地进针，以免将穿刺针穿入腹腔，引起并发症。

⑥注意判断动静脉，依据血的颜色、穿刺针血液搏动、穿刺抽取的血液血氧饱和度、接静脉输液袋判断压力或接压力换能器测定压力及波形。

⑦误穿动脉则退针压迫 5 ～ 15min，导管损伤动脉应予加压包扎。

⑧"J"形导丝的弯曲方向必须和预计的导管走向一致，并保证引导丝置入过程顺畅，否则会出现引导丝打折或导管异位的情况。有时可能出现血管瘪陷使引导丝不能置入，则可选用套管针穿刺，见到回血后，先将套管顺入血管，再经套管下引导丝。

⑨置入导管时必须首先将引导丝自导管的尾端拉出，以防引导丝随导管一起被送入血管引起严重后果。

⑩颈内或锁骨下静脉导管插入困难时，可行 Valsalva 手法（将口鼻闭住，关闭声门，强行呼气，以增加胸内压，从而减少静脉回流）以增大静脉口径。置管后导管尾部均要回抽见血以证实开口在血管内。

【可能出现的并发症】

①感染。
②心律失常。
③出血和血肿。
④气胸、血胸或乳糜胸。
⑤胸腔积液。
⑥心包填塞。
⑦神经和淋巴管损伤。
⑧气体栓塞。
⑨血栓形成和栓塞。
⑩血管和心脏穿孔。

二、胸腔穿刺术

【适应证】

①诊断性穿刺，以确定积液的性质、明确病因。
②穿刺抽液以减轻胸腔的压迫症状或抽吸脓液灌洗治疗脓胸。
③胸腔内注射药物及气胸的治疗。

【禁忌证】

出血性疾病患者及体质衰弱、病情危重难以耐受操作者应慎用。

【用品及准备工作】

①术前应进行胸部 X 线和超声波检查，确定穿刺部位并标记。
②用品：胸腔穿刺包 1 件，1%～2% 的利多卡因或普鲁卡因 1～2 支，无菌手套，清洁盘一套，50ml 注射器 1 支，无菌试管数支，气胸箱（如需行抽气）。
③向患者及家属说明穿刺目的及可能发生的意外，签署知情同意书。
④有药物过敏者需做麻醉药物皮试。

【操作步骤】

①患者取坐位，双臂置于桌面，前额伏手臂上（图18）。不能起床者，可取半卧位，患侧前臂置于枕部。

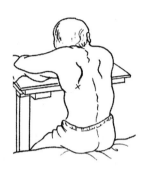

图18　胸腔穿刺的体位

胸水容易潴留于侧胸到背部。

②胸腔穿刺抽液，必须先行胸部叩诊，同侧自上而下，两肺对比叩诊，穿刺部位宜取叩诊实音处，一般在肩胛下角线第7～9肋间，腋后线第7～8肋间，腋中线第6～7肋间，腋前线第5～6肋间。有条件的医院宜结合X线或超声定位进行穿刺。气胸抽气减压，穿刺部位一般选取患侧锁骨中线第2肋间或腋中线第5肋间。

③穿刺部位依常规消毒，消毒范围直径约1.5cm，解开穿刺包，戴无菌手套，检查穿刺包内器械，铺盖消毒孔巾。

④以2ml注射器抽取2%普鲁卡因2ml，在肋骨上缘于穿刺点做自皮肤到胸膜壁层的局部麻醉，注射前应回抽，观察无气体、血液、胸水后方可推注麻醉药。

⑤进针应沿肋间隙的下部下一肋骨上缘缓慢垂直刺入（图19b），当针刚进入皮肤，用2ml注射器抽空穿刺针后的乳胶管内的空气，然后用止血钳夹闭。当穿过壁层胸膜时，针尖抵抗感突然消失，胸水即被吸进穿刺针后的乳胶管，接上50ml注射器，放开止血钳即可抽液，助手用另一止血钳协助固定穿刺针，并随时夹闭乳胶管，以防空气进入胸腔。气胸采用气胸箱测压抽气，抽至胸腔内压至0左右为止。

⑥抽液完毕，拔除穿刺针，覆盖无菌纱布，稍用力压迫穿刺部位，以胶布固定。嘱患者卧床休息片刻。

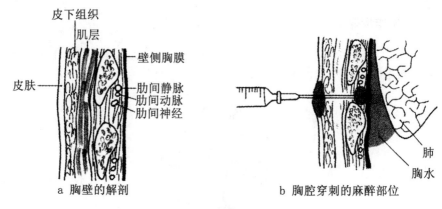

a 胸壁的解剖　　　　　　b 胸腔穿刺的麻醉部位

图 19　胸腔穿刺

肋骨下缘走行有肋间动静脉与肋间神经。

【注意事项】

①做好解释工作以消除者顾虑，精神紧张者，术前给予安定。

②操作中密切观察患者反应，如患者有头晕、面色苍白、出汗、心悸、晕厥、连续性咳嗽、气短等，应立即停止抽液并进行及时处理。

③操作轻巧进针缓慢，防止损伤肺、心及腹腔内脏。

④一次抽液不宜过多、过快，首次抽液量不应超过 600ml，以后每次不超过 1000ml。

⑤穿刺后测量血压、心率、呼吸；听诊两肺，若怀疑有气胸、肺不张，立即行 X 线检查，及时做相应处理。

三、胸腔闭式引流术

【适应证】

①张力性或交通性气胸（图 20）。

②血气胸或液气胸：可同时排气和排液／血。

③血胸：引流血液，减少胸膜粘连、增厚的危险，并观察出血情况。

④恶性胸腔积液：排液以改善症状和提高生活质量。

⑤脓胸和支气管胸膜瘘：排出脓液，并观察病情变化。

⑥开胸术后。

【禁忌证】

①出血性素质、应用抗凝剂、出血时间延长或凝血机制障碍者。

②血小板计数< $50×10^9$/L 者，应在操作前先输血小板。

③体质衰弱、病情危重，难以耐受操作的患者。

④皮肤感染患者，如脓皮病或带状疱疹，应在感染控制后再实施操作。

【术前准备】

①无菌气胸包、消毒用具、引流管、水封瓶（瓶中置生理盐水、水面高于引流管下端开口 1 ～ 2cm）。

②药品：2% 利多卡因 5ml、安定 10mg、0.1% 肾上腺素 1mg。

③术者准备无菌手套，戴无菌帽、口罩。

④向患者及家属交代可能发生的意外及并发症，签署知情同意书。

【操作方法】

①嘱患者取半卧位，患侧前臂上举抱于枕部，术侧略高。

②穿刺点定位并用蘸龙胆紫的棉签在皮肤上标记。

a. 气胸：锁骨中线第 2 ～ 3 肋间或腋前线第 4 ～ 5 肋间（图 21）。

b. 血胸脓胸：腋后线第 5 ～ 6 肋间。

c. 局限性气胸或胸腔积液：根据 X 线或 B 超检查选择穿刺点。

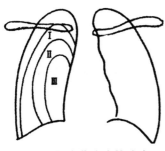

图20　气胸萎陷度的分类
Ⅰ　肺尖超过锁骨
Ⅱ　Ⅰ与Ⅲ之间
Ⅲ　肺萎陷到50%以下

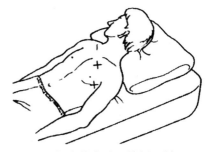

图21　气胸的套针导管插入部位

③常规消毒皮肤，带无菌手套，覆盖消毒孔巾。

④抽取 2% 利多卡因 5ml，在穿刺点下一肋骨上缘自皮肤至胸膜壁层进行局部浸润麻醉。

⑤术者左手固定穿刺点周围皮肤，右手握手术刀沿肋骨走向切开 1～2cm 皮肤切口，用血管钳钝性分离皮下组织至胸膜（图 22），轻轻刺破胸膜，取出血管钳，然后用直钳夹住引流管送入胸腔，松开直钳，调整引流管使其置于胸腔内 4～6cm，在助手帮助下接水封瓶确定有气体或液体流出，夹住引流管，然后用角针缝合切口并固定引流管。

⑥用无菌纱布覆盖切口，胶布固定。嘱患者静卧。

⑦松开引流管检查是否通畅，询问患者是否有不适。

⑧术后 2h 内由操作者或助手完成操作记录。

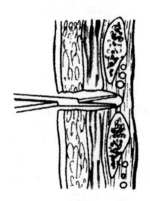

图 22 胸臂隧道的展开法

【拔管时机】

①胸腔引流管安置 48～72h 后引流量小于 50ml/24h，无气体排出。
②患者呼吸平顺。
③体检及 X 线检查证实肺已完全复张。

【并发症】

常见并发症有剧烈胸痛、皮下气肿、胸腔积液或胸腔感染、引流管阻塞、复张性肺水肿、引流管脱落、插管损伤肺脏或将引流管置入肺内、引流管刺激心脏引起心律失常，以及引流装置误入腹腔等。

四、腹腔穿刺术

【适应证】

①诊断性穿刺，以明确腹腔内有无积脓、积血或抽液检查。
②大量腹水引起严重胸闷、气短者，适量放液以缓解症状。
③行人工气腹作为诊断和治疗手段。
④腹腔内注射药物。

【禁忌证】

①严重肠胀气、妊娠、腹腔内有广泛粘连者。
②不能合作或有肝昏迷先兆者。

【术前准备】

①测血压、脉搏，量腹围，检查腹部体征。
②准备好腹腔穿刺包，无菌手套、口罩、帽子，消毒用品、胶布、量杯、无菌试管数只（留取常规、生化、细菌、病理标本）、多头腹带。
③ 1% ～ 2% 利多卡因或普鲁卡因，5ml、20ml、50ml 注射器，500ml 生理盐水等。
④向患者及家属交代可能发生的意外及并发症，签署知情同意书。

【操作步骤】

①嘱患者排尿，以免刺伤膀胱。
②取平卧位或斜卧位；如放腹水，背部先垫好腹带。
③穿刺点的选择：
a. 脐和髂前上棘连线中、外 1/3 交点；放腹水时通常选左侧穿刺点。
b. 脐和耻骨联合连线的中点上方 1cm，偏左或右 1 ～ 1.5cm 处。
c. 非游离性腹腔积液，在超声定位引导下进行。
④常规消毒皮肤，术者带无菌手套，铺无菌孔巾，并用 1% ～ 2% 普鲁卡因或利多卡因 2ml 做局部麻醉，须深达腹膜。
⑤术者左手固定穿刺部位皮肤，右手持针经麻醉部位垂直刺入，待针锋抵抗感突然消失，提示针头已刺入腹腔。

⑥诊断性抽液时，可用 17 或 18 号长针头连接注射器穿刺；抽液后拔出穿刺针，揉压针孔，局部涂以碘酒，盖上无菌纱布，用胶布固定。

⑦腹腔放液减压时，用长穿刺针外接消毒橡皮管，用血管钳夹住橡皮管，从穿刺点自下向上斜行徐徐刺入，进入腹腔后腹水自然流出，再接乳胶管放液于容器内；放液不宜过多、过快，一般每次不超过 3000ml；放液完毕拔出穿刺针，用力按压局部，碘酒消毒后盖上无菌纱布，用胶布固定，缚紧腹带。

五、心包穿刺术

【适应证】

①需抽液以确定积液性质及病因者。
②大量积液有心包填塞症状需放液治疗者。
③炎性或脓性心包积液需反复冲洗者。
④心包腔内注射药物。

【禁忌证】

①出血性疾病患者。
②心脏扩大、少量心包积液者。

【术前准备】

①超声检查估计积液程度和穿刺部位。
②物品准备：心包穿刺包、容器、无菌手套、治疗盘、除颤仪、抢救复苏药品和器械、气管插管物品。
③术前谈话并签署知情同意书，嘱患者穿刺时切勿咳嗽和深呼吸。

【操作步骤】

①患者半卧位，常规消毒皮肤、铺无菌手术巾。
②穿刺部位：
a. 左侧第 5 肋间锁骨中线外（图 23A），心浊音界内 1～2cm 处，沿第 6 肋骨上缘向背部稍向正中线刺入。如膈肌较低，可从第 6 肋间刺入。
b. 在剑突和肋弓缘所形成的夹角内（图 23B），穿刺针与胸壁成

30°角，向上稍向左进入心包腔下部与后部。

c.心浊音界或心影向右扩大较显著者，可于胸骨右缘第4肋间刺入（图23C）。

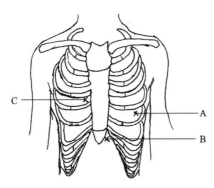

图23 心包穿刺部位

③局部浸润麻醉至心包外层。

④检查穿刺针通畅后用止血钳夹住穿刺针后的橡皮胶管，左手固定皮肤，右手持穿刺针从穿刺点缓慢刺入，待感到针头阻力消失时，表示已穿过心包外层。

⑤固定穿刺针，助手连接注射器，松开血管钳缓慢抽吸液体。

⑥取下注射器前，先夹闭橡皮管以防空气进入心包腔。

⑦如抽出液体为血液，应立即停止，并严密观察有无心包填塞症状。

⑧术毕，拔除穿刺针，局部消毒，纱布覆盖并用胶布固定。

六、颅内压监测

【适应证】

①颅内压增高，尤其是昏迷患者。

②急性闭合性颅脑损伤、格拉斯哥昏迷指数（GCS）小于6分者。

③颅内出血、脑积水、颅内占位性病变、颅脑手术后。

④颅内感染，如脑室膜炎、结核性脑膜炎等。

⑤脑脊液分泌过多循环或吸收障碍者。

⑥颅内高压时做控制脑脊液引流减压及脑室膜炎需局部注药治疗者。

【术前准备】

①物品准备：以脑室法为例，脑室穿刺包、脑室导管（一般为内径1.2cm 硅胶管）及导丝、压力延长管、三通开关、快速引流装置、颅骨钻、传感器、颅内压监测仪及常规消毒、局麻和伤口包扎用品。

②术前谈话并签署知情同意书。

【操作步骤】

①患者取卧位，备皮，以甲紫溶液标记中线及钻孔部位。

②穿刺部位一般选择右侧脑室前角，穿刺点在发际后 2cm、中线旁 2.5cm，进针方向与矢状面平行，指向外耳道连线，正常深度 4 ～ 6cm。

③常规消毒，铺无菌手术巾，局部浸润麻醉。

④在头皮做 1cm 切口，分离皮下组织，在颅骨钻直径 0.6cm 的骨孔。

⑤将脑室导管准确放置在侧脑室内，退出导丝，将导管缝合固定于头皮，局部覆盖无菌纱布。

⑥将脑室导管与压力延长管相连（预先充满生理盐水），经三通开关接颅内压监测仪和脑脊液引流装置。

⑦调节传感器零点与室间孔水平平行，一般位于外耳道水平。

⑧测压时，关闭脑脊液引流通路，正常人平卧时颅内压：成人 0.7 ～ 2.0kPa，儿童 0.5 ～ 1.0kPa。

⑨根据病情需要开放三通开关、调节引流袋高度，使颅内压维持适当水平。动作应轻缓，避免颅内压急剧波动。

七、腰椎穿刺术

【适应证】

①用于中枢神经系统脑血管病、感染、肿瘤等疾病的诊断。

②测定颅内压力，了解蛛网膜下腔梗阻情况。

③用于鞘内给药或脊髓造影。

【禁忌证】

①脑疝或疑有脑疝者。

②腰椎穿刺处局部感染或脊柱病变者。

③颅内占位尤其是后颅窝占位性病变者。

④疑有颅内压增高或视乳头水肿者，需先用脱水剂降低颅内压，再慎行穿刺。

【术前准备】

①器械准备：腰椎穿刺包、手套、闭式测压表或玻璃测压管、治疗盘、局麻药品。

②术前谈话并签署知情同意书。

③用普鲁卡因麻醉者需先做皮试。

【操作步骤】

①患者侧卧，头前屈，背部与床面垂直，双手抱膝使膝关节尽量屈向胸部（图 24）。

②一般选双髂后上棘连线中点，即第 3～4 腰椎间隙为穿刺点，必要时可上下移一腰椎间隙（图 25）。

③常规消毒皮肤，戴无菌手套、铺无菌孔巾、检查穿刺包内器械。

④取 2% 普鲁卡因或利多卡因做局部麻醉。

⑤术者左手拇指按住棘间皮肤凹陷，右手执穿刺针于穿刺点刺入皮下，使针垂直于脊背平面或略向头部倾斜缓慢刺入 4～6cm。当针尖阻力突然减小时，提示针尖已穿过硬脊膜，再将针推进少许。

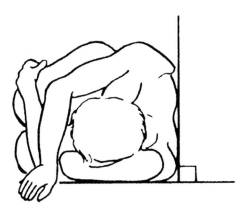

图 24　腰椎穿刺术患者体位

⑥拔出针芯，可见脑脊液流出，留取标本送检。

⑦测压时，接上测压管（表），让患者两腿缓慢伸直，读取压力结果。

⑧如需注药，先放出脑脊液少许，再注入药物。

⑨插入针芯，拔出穿刺针，局部消毒，覆盖消毒纱布。术后，患者去枕平卧 4 ～ 6h。

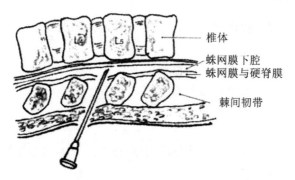

图 25　腰椎穿刺部位断面图

八、骨髓穿刺术

【适应证】

①各种白血病的诊断。

②帮助诊断各种贫血、白细胞减少症与粒细胞缺乏症、多发性骨髓瘤、恶性组织细胞病等血液系统疾病。

③帮助诊断骨髓内出现某些异常细胞的疾病，如 Gaucher 病、Nieman—Pick 病和转移癌等。

④帮助检查某些寄生虫疾病，如找疟原虫和黑热病原虫。

⑤骨髓液的细菌培养。

⑥某些原因不明的长期发热、肝脾淋巴结肿大及类白血病反应。

【禁忌证】

血友病为绝对禁忌证，对有出血倾向者应谨慎操作。

【术前准备】

①物品准备：骨髓穿刺包、无菌手套、治疗盘、局麻药等。
②术前谈话并签署知情同意书。

【操作步骤】

1. 髂后上棘穿刺术

①患者侧卧（幼儿俯卧），上面的腿向胸部弯曲，下面的腿伸直使腰骶部向后突出，髂后上棘一般明显突出于臀部之上（图26a）。

②常规消毒局部皮肤，戴无菌手套，铺无菌孔巾，检查穿刺器械。

③以2%利多卡因麻醉皮肤、皮下组织并深至骨膜（图27），按摩注射处使药液扩散。

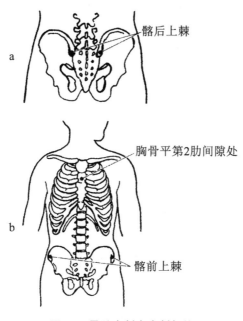

图26　骨髓穿刺术穿刺部位

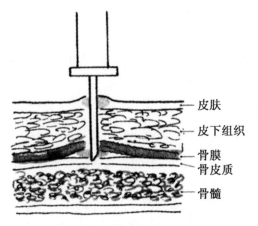

图 27　骨髓穿刺术麻醉部位剖面图

　　④将骨穿刺针固定在适当的长度，以左手拇指和示指将穿刺部位皮肤压紧固定，右手持穿刺针与骨面垂直进针（图 28），左右旋转刺入髂后上棘，当阻力突然减小，且穿刺针能固定在骨内时，表示已进入骨髓腔，如穿刺针未固定，则应再刺入少许达到能固定为止（图 28）。

　　⑤拔出针芯，接上 10mL 干燥注射器，抽吸约 0.2ml 骨髓液，迅速涂

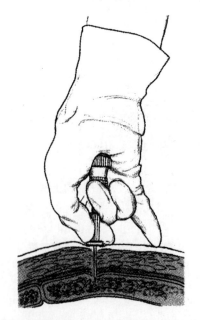

图 28　骨髓穿刺术持针手法及穿刺深度

片；如需做细菌培养，另抽取1～2ml骨髓液，先拔下注射器，插入针芯，将骨髓液注入培养瓶中送检。

⑥如未能吸出骨髓液，应重新插入针芯，稍加旋转或再进或退针少许，拔出针芯，再行抽吸。

⑦抽吸完毕，拔出穿刺针，穿刺部位用 2% 碘酊涂布后，用无菌纱布按压针孔，出血停止后用胶布固定。

2. 髂前上棘穿刺术

①患者仰卧，穿刺点在髂前上棘后约 1～2cm 处（图 26b）。

②消毒、麻醉等步骤与髂后上棘穿刺术相同。

③以左手拇指、示指压紧固定髂前上棘两旁皮肤，右手持穿刺针与骨面垂直用力旋转刺入，进针约 1～1.5cm。

④同"髂后上棘穿刺术"操作步骤④～⑦。

3. 胸骨穿刺术

①胸骨穿刺点：胸骨中线相当于第 2 肋间隙的位置（图 26b）。胸骨较薄（约 1.0cm），应严防穿透胸骨损伤心房和大血管。

②患者去枕仰卧，后背稍垫高，使前胸略抬起，消毒、麻醉等步骤与髂后上棘穿刺术相同。

③穿刺针长度固定在 1.0cm 处，以左手拇、示指压紧固定穿刺点两侧胸骨缘，右手持针，针头斜面向髓腔，保持针体与骨面成 30°～40°，示指抵住胸骨于穿刺点徐徐转动刺入至突空感且穿刺针自立不倒，提示进入骨髓腔。

④同"髂后上棘穿刺术"操作步骤④～⑦。

第十四节　常用插管技术操作常规

一、胃插管术及胃肠减压术

【适应证】

1. 胃插管术

①胃扩张、幽门狭窄及食物中毒等。

②钡剂检查或手术治疗前的准备。

③昏迷、极度厌食需插管行营养治疗者。

④口腔及喉手术需保持手术部位清洁者。

⑤胃液检查。

2. 胃肠减压术

①急性胃扩张，胃、十二指肠穿孔。

②腹部较大型手术后。

③机械性及麻痹性肠梗阻。

【禁忌证】

严重食管胃底静脉曲张、腐蚀性胃炎、鼻腔阻塞、食管或贲门狭窄或梗阻者，严重呼吸困难者等。

【术前准备】

①训练患者插管时的配合动作，以保证插管顺利进行。

②器械准备：消毒胃管、弯盘、钳子或镊子、10ml 注射器、纱布、治疗巾、石蜡油、棉签、胶布、夹子及听诊器。

③需胃肠减压者备减压抽吸装置（手提式或电动低压抽吸器）。

④检查胃管、十二指肠引流管是否通畅，长度标记是否清晰。

⑤插管前先检查鼻腔通气情况，选择通气顺利一侧鼻孔插管。

【操作步骤】

①患者取坐位或卧位。

②用石蜡油润滑胃管前段，左手持纱布托住胃管，右手持镊子夹住胃管前段，沿一侧鼻孔缓慢插入咽喉部（14～16cm），嘱患者做吞咽动作，同时将胃管送下，插入深度为 45～55cm（相当于患者发际到剑突的长度），然后用胶布固定胃管于鼻翼处（图 29）。

③检查胃管是否在胃内（图 30）：

a. 抽：胃管末端接注射器抽吸，如有胃液抽出，表示已插入胃内。

b. 听：用注射器向胃管内注入空气，同时置听诊器于胃部听诊，如有气过水声，表示胃管已插入胃内。

④证实胃管在胃内后，将胃管末端折叠用纱布包好，用夹子夹住，置患者枕旁备用。

⑤需行胃肠减压者，将胃、十二指肠引流管接减压抽吸装置，进行低压抽吸。

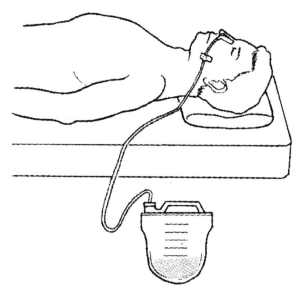

图 29　胃管的固定

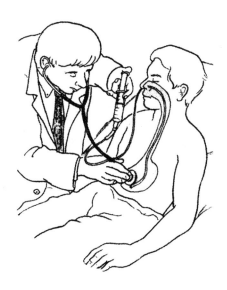

图 30　插管到达胃内时的确认

二、纤维胃镜操作术

【适应证】

①急性上消化道大出血诊断不明或伴有休克经积极治疗收缩压＞90mmHg，脉率≤ 100 次 /min，需内镜下止血且神志清醒者。

②内镜下胃、肠造瘘术。

③胃镜直视下洗胃。

④取上消化道异物。

【禁忌证】

①严重心肺疾患，无法耐受检查或全身极度衰弱者。

②患精神疾病，不能合作者。

③严重脊椎畸形或纵隔疾病患者。

④疑有胃、十二指肠穿孔者。

⑤口腔、咽、喉、食管或胃部急性炎症，特别是腐蚀性炎症。

⑥严重食管狭窄，胃镜难以插入者。

⑦急性肝炎或乙型肝炎抗原阳性是相对禁忌证，如必须做内镜，可用专用内镜。

【术前准备】

①向患者及家属详细解释治疗的目的、意义、大致过程、常见并发症和配合检查的方法等，同时了解患者的过敏史，签署知情同意书。

②咽部局麻：用 4% 利多卡因喷雾麻醉，每隔 3 ～ 5min 一次，共喷 3 次，每次喷完嘱患者下咽。

③器械准备：检查胃镜性能良好、内腔通畅、视野完整清晰，安装送水瓶、吸引器。

④根据需要在术前 30min 可用少许镇静剂和阿托品（0.5mg）肌注。

【操作步骤】

以内镜下止血为例。

①术前准备止血药物，如 1:10000 肾上腺素溶液、凝血酶溶液、孟

氏液等。

②患者取左侧卧位，颈部垫枕使头稍后仰。松开腰带及衣领，口边下放置弯盘，有活动性假牙应取下，嘱患者咬住牙垫。

③术者左手持胃镜操纵部调整角钮方向，右手持胃镜可曲部，将镜端自牙垫中插入至咽后壁，并嘱患者做吞咽动作，顺势轻柔插入喉部到达食管上端。

④在直视下由食管通过贲门进入胃腔，再经幽门进入十二指肠。在退镜时详细观察各部情况，观察顺序依次为：十二指肠、幽门、胃窦、胃角、胃体、胃底、贲门、食管。

⑤当腔内充气不足而黏膜贴近镜面时，可少量间断注气，当物镜被沾污时，可少量充水清洗镜面，必要时也可抽气或吸引液体。

⑥内镜明确出血部位后可采用以下方法止血：

a. 药物止血：通过局部应用胶合剂、局部或黏膜下注入药物以止血。

b. 内镜下钳夹或套扎止血。

c. 冷冻技术、高频电凝或激光凝固止血。

⑦治疗、观察完毕，酌情进行病变部位摄影、活检，退出内镜。

⑧术后 2h 待咽喉部麻醉作用消失后才能进食，当日宜进温软食物。

⑨若有剧烈腹痛、黑便、呕血，嘱患者立即就诊。

【并发症】

纤维胃镜的应用比较安全，但仍可出现某些并发症。

①咽喉部疼痛或腭弓血肿：主要是局麻不充分，插管时局部机械刺激，造成黏膜损伤。

②腹胀、腹痛：检查时间太长，反复注气过多，使气体一部分进入小肠。

③心脏方面：心律紊乱，少数发生心肌梗死，甚至心跳骤停。

④食管或胃穿孔：多由操作粗暴引起，是很少见的，国外报告发生率分别为 0.093%、0.07%。

⑤出血：也很少见，由胃镜对胃黏膜的擦伤或黏膜活检引起。当患者发生剧烈恶心时可发生贲门黏膜撕裂症而发生大出血。

三、经皮内镜胃造瘘术

【适应证】

①大手术后不能进食，而消化功能已恢复者。

②晚期肿瘤、舌咽神经瘫痪等，需要完全胃肠道营养而不能经口摄入者。

③神经、精神性厌食、拒食者。

④消化道瘘、胆瘘、胰瘘患者。

⑤毕Ⅱ式胃切除术后可行输出袢空肠造瘘。

【禁忌证】

①同"纤维胃镜操作术"禁忌证。

②出血素质。

③大量腹水。

④消化道梗阻。

【术前准备】

①同"纤维胃镜操作术"。

②准备穿刺针及造瘘导管。

③普鲁卡因过敏试验。

【操作步骤】

①同"纤维胃镜操作术"操作步骤。

②选择腹壁皮肤穿刺点，多用左上腹，可见透光区。消毒皮肤，穿刺到胃（肠）腔，置造瘘管并固定。

③在十二指肠镜直视下，将造瘘导管先端送入十二指肠（空肠远端）内。

四、三腔二囊管压迫止血法

【适应证】

食管胃底静脉曲张破裂大出血者。

【禁忌证】

冠心病、高血压及心功能不全者慎用。

【术前准备】

①对躁动不安或不合作者可肌注安定。清除鼻腔内的结痂及分泌物。

②向患者解释，并训练患者插管时的配合动作，以保证插管顺利进行。

③物品：三腔二囊管、50ml 注射器、血管钳、治疗盘、石蜡油、重0.5kg 沙袋或盐水瓶、血压计、胶布、牵引架。

④认真检查三腔二囊管气囊有无松脱、漏气，充气后膨胀是否均匀，各管腔是否通畅，找到管壁上 45cm、60cm、65cm 处标记及并标记三腔通道外口。

【操作步骤】

①抽尽双囊内气体，将三腔管的前端及气囊表面涂以石蜡油。

②患者仰卧，自鼻腔插入达咽部时嘱其做吞咽动作，快速送下三腔管到刻度 65cm 处，胃管内能抽出胃内容物，表示管端已达幽门。

③用注射器向胃囊充气 250 ～ 300ml（压力约 40 ～ 50mmHg），用血管钳将此管夹住，然后将三腔管往外牵拉，感觉有中等度弹性阻力时，表示胃气囊已压于胃底部，用 0.5 kg 的重物通过牵引架持续牵引。

④未能止血者，向食管囊充气 100 ～ 200ml（压力约 30 ～ 40mmHg），用血管钳将此管夹住，以直接压迫食管下段的曲张静脉。

⑤定时抽吸胃内容物，以了解出血情况。

⑥拔除三腔二囊管：出血停止 24h 后放松牵引，排空食管囊及胃囊的气体，继续留置于胃内观察 24h，如未再出血，嘱患者口服石蜡油15 ～ 20ml，然后抽尽双囊气体，缓慢拔出三腔管。

五、导尿术

【适应证】

①无菌法取尿标本做细菌学检查。
②危重患者观察尿量变化。
③解除尿潴留。
④测量残余尿量、膀胱容量和膀胱内压力改变。
⑤膀胱内注药。
⑥腹部、盆腔器官手术及其他大手术前。

【禁忌证】

急性尿道炎、急性前列腺炎、急性附睾炎、月经期。

【术前准备】

①向患者或家属说明施术目的，以取得合作。
②物品准备：

a.无菌导尿包：内有治疗碗 1 个，导尿管 2 根，小药杯一个，血管钳 2 把，石蜡油棉球 1 个，标本瓶 1 个，无菌孔巾 1 块，纱布数块，20ml 注射器 1 个（内有生理盐水 20ml）。

b.外阴初步消毒用物：无菌治疗碗 1 个（内盛消毒液棉球 10 余个，血管钳 1 把），清洁手套 1 只。

c.其他：无菌持物钳，无菌手套，消毒溶液（碘伏），无菌治疗巾、小橡胶单，便盆。

【操作步骤】

①患者仰卧，双腿屈膝外展，臀下垫小橡胶单和治疗巾。患者先用肥皂液清洗外阴，男患者翻开包皮清洗。

②用 0.1% 新洁尔灭溶液，女性由内向外，自上而下，消毒外阴；男性从尿道外口开始，之后周围皮肤消毒。

③术者戴无菌手套站于患者右侧，取无菌孔巾覆盖外阴部。取无菌弯盆置于会阴部无菌孔巾上，将无菌导尿管末端置于弯盆中，前端涂无

菌石蜡油。

④对女性患者，以左手拇指及示指分开小阴唇（注意用无菌纱布缠绕手指）显露尿道口（图31）；对男性患者，以无菌纱布缠绕阴茎后，用左手无名指及中指夹持阴茎，用拇指及示指分开尿道口。右手持无菌血管钳夹住导尿管前端轻轻插入尿道，男性约进入15～20cm，女性约进入6～8cm，松开血管钳，尿液即可流出（图32）。

⑤需做细菌培养者，留取中段尿于无菌试管中。

⑥导尿完毕，将导尿管慢慢拔出。

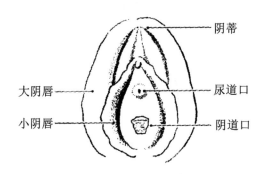

图31　女性外阴结构示意图

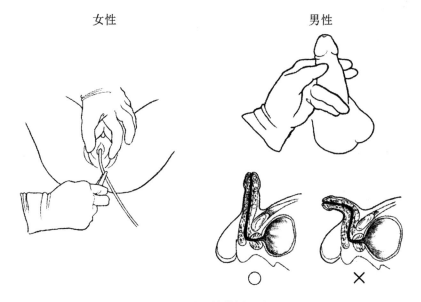

图32　导尿管的插入法

⑦若需留置导尿管，妥善固定导尿管（图33），若为气囊导尿管，应以无菌生理盐水将气囊充起。

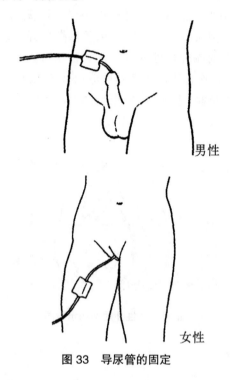

图 33　导尿管的固定

第十五节　其他操作技术

一、呼出气二氧化碳监测（$ETCO_2$）

【适应证】

①各种原因引起的呼吸功能不全。

②机械通气患者。

③严重休克、心力衰竭和肺栓塞患者。

④手术期间指导呼吸机和麻醉机的使用。

⑤心肺复苏患者判断复苏效果和预后。

⑥判断气管插管是否正确置入气道。

【常用监测方法】

常用监测方法有红外线吸收光谱技术、气相质谱分析法、罗曼光谱法、光声光谱法、二氧化碳化学电极法等。以红外线吸收光谱技术最为常用，又分为主流型和侧流型。

【操作方法】

以红外线传感器监测为例。传感器分小儿和成人两种，体重＜30kg者使用小儿传感器。

①连接传感器、气体通道和监测仪，传感器和气体通道必须装配紧密，不得错位。

②打开监测仪，使仪器预热，调零。

③将采样管与人工气道连接，经过几个呼吸周期后，监测仪上出现稳定的呼气末二氧化碳波形，即可读数和描记图形。

【ETCO$_2$ 异常的原因】

1.ETCO$_2$ 升高

①二氧化碳产量增加，如发热、甲状腺功能亢进危象（甲亢危象）、高血压、儿茶酚胺释放增加等。

②二氧化碳排出障碍或再吸入增多，如呼吸机活瓣失灵、钠石灰失效等。

2.ETCO$_2$ 降低

①二氧化碳产量减低，如低温、通气不足。

②各种原因引起的肺内灌注显著减少，如呼吸心脏骤停、低心排量、各种原因引起的肺动脉栓塞等。

③无二氧化碳，如采样管脱落、气管导管误入食道等。

二、胃黏膜内 pH 值（pHi）监测

【适应证】

①休克、多脏器功能不全患者组织氧合监测和预后判断。

②重症患者，如多发性创伤、脓毒血症、较大的外科手术及多器官衰竭，有组织氧合障碍者。

③隐性代偿性休克者。

④胃黏膜损伤和应急性溃疡的诊断。

【测量方法】

①直接法：用 pH 微电极直接检测，方法最简单但不实用。

②间接法：常用胃肠张力计测定气体分压和胃肠黏膜内 pH 值（pHi）。

【操作步骤】

①胃张力计由半透膜球囊导管、标本管和鼻胃吸引管组成。

②在三通开关一侧开口处连接一只装有 4ml 生理盐水的注射器反复灌洗、抽吸气囊，再通过三通开关另一侧开口推出气体，以排空球囊导管囊内气体。

③按"胃插管术"操作方法插入测压管至胃腔，经 X 线证实导管无盘曲。

④向囊内注入 4ml 生理盐水，关闭导管，准确记录注入时间。

⑤ 30 ～ 90min 后抽出囊内生理盐水，弃去前 1.5ml 液体（死腔内液体），保留后 2.5ml 液体按血气分析方法检测。

⑥同时抽取动脉血进行血气分析。

⑦将生理盐水中 PCO_2 值和动脉血 HCO_3^- 代入 Henderson—Hassebalch 公式进行计算：

$$Phi=6.1+\log\left[\frac{HCO_3^-}{PCO_2}\times k\times 0.03\right]$$

其中，6.1 为 HCO_3^-/PCO_2 系统的 PK 值，HCO_3^- 为胃肠黏膜内 HCO_3^- 浓度，等值于动脉血 HCO_3^- 浓度；PCO_2 为胃肠黏膜内 PCO_2，等值于液体分压计测出的胃肠腔液体 PCO_2，0.03 为 CO_2 在血中的溶解度，k 为校正系数，60min 时 k=1.13。

【注意事项】

①操作过程需注意避免与空气接触。

②检测前 90min 停止进食。

③胃内出血控制前暂缓检测。

④生理盐水与动脉血气必须同时送检。

⑤检测前给予 H_2 受体阻断药以降低胃酸分泌、减少碱性肠液返流。

三、输血技术

【适应证】

①出血：创伤和手术都可出血，出血是输血的主要适应证。

②贫血或低蛋白血症：贫血应输全血或红细胞悬液，低蛋白血症应输入血浆或白蛋白液。

③严重感染或烧伤：输血有助于纠正营养缺乏，输入抗体可增加抗感染能力，通常采用少量多次的方法。

④凝血功能障碍：一般库血的凝血因子较少不能满足需要，必须输新鲜全血或有关的血液成分。

【输血途径】

①静脉输血：最为常用，大出血或严重休克患者应经中心静脉快速输血，必要时采用加压输血。

②动脉输血：是抢救大出血患者的有效措施之一，可直接迅速补充失血，产生较为明显的升压效果。动脉输血最严重的并发症是远端肢体坏死，故目前已较少使用。

【输血量及速度】

①根据出血量、血红蛋白、中心静脉压、红细胞压积等指标决定输血量，通常要求血红蛋白 $\geq$ 80g/L，红细胞压积 $\geq$ 30%。

②速度：成人一般每分钟 4～6ml，老年人或心脏病患者每分钟 1ml，且术中应连续监测 CVP。

③大量出血时，应在短时间内输入所需量。

【输血操作步骤】

①输血前必须经 2 人以上仔细核对患者姓名、性别、年龄以及血型、病房、床号、住院号、交叉配血、采血时间（一般不超过 3 周）等，必须准确无误。多次输血患者，在配血抽血前应核对第一次血型。

②选择合适的血液过滤器。输血必须过滤，否则血中的微聚物可造成体内栓塞并发症。

③应用生理盐水冲洗输血通路，不能用葡萄糖液。

④检查血袋有无破损，注意观察血液外观，有无沉淀物或溶血。

⑤输入库血时最好先使血液温度接近体温再输，大量输入库血时宜加温后再输入，一般将血袋放入 37℃温水中加温 10 ～ 15min 即可。

⑥输血后，血袋应带回病房，保留 24h。

⑦血液制品开放时间如超过 6h，应考虑存在污染的可能，必须丢弃不用。

⑧严格无菌操作，血中不应加用药物。

⑨密切观察患者反应，若有异常情况，应先停止输血再查原因并进行适当处理。

四、重症超声

重症超声是在重症医学理论指导下，运用超声技术，针对重症患者，以问题为导向，多目标整合的动态评估过程，是确定重症治疗，尤其是血流动力学治疗方向及调整精细治疗的重要手段。

【超声成像原理】

超声波是一种机械振动波，频率大于 20000Hz。声波由探头发出后，一部分会穿透组织向前继续传播，一部分则反射回探头形成回声，由于不同组织的密度、声阻抗不同，因此通过将不同时间返回的信号显示在超声机显示器上即为超声图像，又名声场。

1.超声检测 模式分为 3 型：

A 型：一维超声，探头仅向一个方向发出信号，并将回声的强弱以脉冲波形显示，常用于测量器官内径或深度。

B 型：二维超声，探头以扇形或长方形的声束方式向各个方向发射，并将回声的信号以不同的灰阶显示在屏幕上。

M 型：即运动模式，在一个方向反复发出信号和接受信号，并按时间的顺序以不同的灰阶显示图像。常用于心脏室壁运动、瓣膜运动等。

2. 彩色多普勒 是根据红细胞的移动方向、速度和分散情况，调配红、蓝、绿三基色，变化不同的亮度，叠加在二维图像上，即彩色多普勒。通常朝向探头的血流用红色表示，离向探头的血流用蓝色表示，当出现湍流时以红蓝混合的杂乱彩色或以绿色显示。

【重症心脏超声】

1. 常用切面及患者体位

①心前位 胸骨旁左心室长轴切面、主动脉根部短轴切面（大血管短轴切面）、左心室短轴切面。

②心尖位：心尖四腔切面、心尖五腔切面。

③剑突下位：剑突下四腔切面、下腔静脉长轴切面。

④最佳体位：左侧卧位，左臂尽量抬起，增大肋间隙的宽度。平卧位也可，但获得的图像质量欠佳。

2. 临床应用 评估心脏的结构、功能及血流情况。

【重症肺脏超声】

因超声波无法穿透充满气体的肺脏和骨性胸廓对声波的反射使胸膜下正常肺实质无法显像，肺部一直被认为超声禁区。然而，受损肺脏的肺泡和间质充气、含水量的改变所产生的一些超声影像及伪影，使肺脏超声检查成为可能。

1. 常见检查点

BLUE 方案包括上蓝点、下蓝点、膈肌点和 PLAPS 点（见图 34）。

以患者手的大小作为参考标准，检查者双手并排放于一侧胸壁上，上方手的小指紧靠锁骨下缘，中指尖放于胸骨正中线上，左手在上，右手在下，除去拇指。

将左手第三、四掌指关节确定为上蓝点，右手掌心确定为下蓝点，下方小指的外缘约在肺下前缘（对应膈肌线）与腋中线的交点确定为膈肌点，下蓝点向后的延长线与同侧腋后线的交点为 PLAPS 点。

2. 正常肺部超声征象 蝙蝠征、A 线征、胸膜滑动征、沙滩征（海岸征）、窗帘征、肺搏动征等。

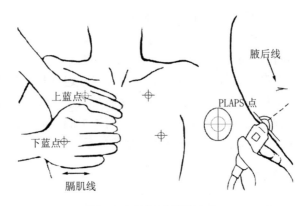

图 34　BLUE 方案检查点

3. 临床应用及适应证　临床常用于急性呼吸窘迫综合征（ARDS）、肺炎、气胸、肺实变的诊断等。

【创伤超声】

1. FAST　伤的重点超声评估流程（focus assessment with sonography in trauma，FAST）是用于检查创伤后腹腔和心包积液 / 血的超声流程，造成腹腔内出血的原因可能是腹腔内脏器受损、腹腔内血管破损、骨盆骨折等，造成心包积血的原因大多为心脏受损，因此 FAST 的结果对是否行急诊性开腹或开胸探查手术有重要参考价值。

2. eFAST　为了囊括胸部创伤导致的胸腔出血和气胸等情况，故而由 FAST 衍生出了扩展 FAST（extended FAST，eFAST）。eFAST 在 FAST 的基础上，要求额外检查胸部，明确是否有胸腔积液和气胸。

eFAST 方案：创伤患者适用 eFAST 方案进行快速有序的检查，评估创伤累及的脏器及并发症，该方案要求快速完成 8 个部位的检查，见图 35、表 1。

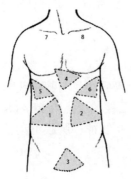

图 35　eFAST 方案的部位示意图

表 1　eFAST 方案的部位

序号	部位	评估内容
1	右上腹	评估膈下区域，肝、胆囊、右肾、肝肾间隙、下腔静脉
2	左上腹	评估膈下区域，脾、左肾、脾肾间隙、主动脉
3	骨盆区域	评估膀胱、肠道、肠道间隙
4	剑突下区域	评估心脏、下腔静脉
5	右侧胸膜（腋前线第6~9肋间）	评估血胸、膈肌破裂、肺实变/挫伤
6	左侧胸膜（腋前线第6~9肋间）	评估血胸、膈肌破裂、肺实变/挫伤
7	右上胸部（锁骨中线第2~3肋间）	评估气胸
8	左上胸部（锁骨中线第2~3肋间）	评估气胸

3. 临床应用及适应证　不明原因的低血压、钝挫伤、贯通伤、妊娠期外伤，观察有无心包积液、血胸、腹腔游离积液、气胸。

第三部分

中医学在急救方面的应用

第一节　中医常用急救方法

中医学是一个伟大的宝库，是我国劳动人民几千年来与疾病作斗争的结晶，对维护中华民族的繁衍生息起着不可替代的作用。其中，中医急救经验更是功不可没，直到现在依然是临床常用的急救技术。

中医急症临证时同样需要遵循中医辨证论治的原则，不能脱离中医诊断和辨证理论体系的指导。其辨证要点应当遵循急症发生、发展的客观规律，认真收集四诊信息，运用辩证思维方法来整理归纳，综合分析，去伪存真，去粗取精，抓主兼次，从而迅速确诊并指导临床救治，才能收到满意的效果。在此介绍几种中医常用的急救方法，以使大家更好地了解我国传统医学在急救中的应用。

一、针法和灸法

针法是根据人体内气血运行的通路（即经络），进行穴位刺激，从而达到急救目的。常用毫针、三棱针、圆针等刺出血或以重刺激对昏迷晕厥病人进行急救，常用穴位有人中、百会、合谷、少商等。

灸法是以艾条在一定穴位上燃烧，以其温热透过皮肤，刺激神经、血管等达到强心兴奋的作用，常用穴位因病而异。灸时应全神贯注，防止烧灼皮肤；凡头、面、胸部及有毛发的地方（除百会穴外），一般不宜艾灸。

二、拔火罐疗法

拔火罐是借助热力排出罐中空气，利用负压使其吸着于皮肤，给以温热的刺激，使人体气血通畅而起到止病消肿的作用，从而达到扶正祛邪、治愈疾病目的的治疗方法。此疗法可以逐寒祛湿、疏通经络、行气活血、消肿止痛，具有调整人体阴阳平衡、解除疲劳、增强体质的功能。对体质弱、皮肤容易出血和有广泛性皮肤病或皮肤有严重过敏的患者，或心力衰竭、抽搐的患者不宜使用。

三、针刺十宣穴

十宣穴位于手十指尖端，距指甲游离缘 0.1 寸，左右共 10 个穴位。穴下有皮肤和皮下组织，分别分布有正中神经和尺神经。针刺十宣穴具有清热开窍醒神的作用，可用于急救、热病、癫痫、小儿惊风、失眠、晕厥、昏迷、休克、中暑、癔病、惊厥等。采用针刺十宣治疗小儿惊厥，操作简便，疗效快捷，无不良反应，是祖国医学治疗惊厥的神奇疗法，值得推广应用。

四、嗅鼻法

嗅鼻法是将药物吹入鼻道或直接闻嗅刺激鼻黏膜，通过嗅神经传达到神经中枢而引起反射性的喷嚏，兴奋知觉神经使昏迷的患者苏醒过来。常用的药物为通关散，由猪牙皂角、细辛各等份组成，有通、开窍的功用。

五、催吐法

催吐法是通过兴奋延髓的呕吐中枢引起呕吐，以达到宣通呼吸道、吐出进入胃中毒物的目的。在急救中主要用作清除食管、胃肠中的食物和咽喉气管中的异物、痰涎等。常用的催吐药有瓜蒂散，由瓜蒂、赤小豆各等份组成。催吐药宜用于体质健壮者，对年老体弱、孕妇、有心脏病和吐血史的人不宜使用。

六、推拿法

推拿法是在体表、肌肉、关节施以推、按、揉、捻等手法，从而促进血液循环、加强新陈代谢，并刺激神经，使之兴奋而起到治疗作用的方法。但对有急性炎症、急性传染病、大面积皮肤疾患、肿瘤、皮肤容易出血、体质虚弱者不宜使用。

七、刮痧疗法

此疗法被老百姓当作重要的家庭日常救治手法。有宣通气血，发汗解表，疏筋活络，调理脾胃等功能。现代医学认为其作用机理是借助神经末梢的传导以加强人体的防御机能；还可作用于循环系统，使血液回流加快，循环增强。常用于痧症、中暑、感冒、小腿痉挛疼痛等。急性传染病，重症心脏病，高血压，中风，皮肤损伤、炎症及其他皮肤病患者禁用，饱食后或饥饿时也不宜使用。

第二节　针灸在急救中的应用

一、晕厥

晕厥是由于一时性脑缺血、缺氧引起的短暂意识丧失。多为患者平素体质虚弱，加之血管运动失调或神经精神因素不稳定而诱发。

1. 发作时

取穴：合谷、人中、百会、少商。

治法：先使患者取头低足高位，同时注意保暖，维持呼吸道畅通。先针合谷、人中二穴，捻转加提插，强刺激，不留针。随后再针刺百会、少商，轻度捻转，得气后留针，间歇运针，直至完全清醒。

2. 发作后

取穴：百会、内关、神关、足三里。

治法：上穴均用毫针施以捻转补法，针时嘱患者放松身心，意守丹田，自然呼吸。针入穴后，则结合呼吸补泻，吸气时意守丹田，呼气时意守针下，如此7呼。一日1次，5次为一疗程。

二、虚脱

虚脱多由体质素虚，加之过度疲劳、大量出汗、剧烈腹泻等引起，临床上以面色苍白、汗出肢凉、脉微细为主症。

取穴：神阙、关元、足三里、内关。

治法：患者头低足高位，神阙穴用艾条隔盐灸；关元穴用艾条直接雀啄灸；足三里、内关穴用毫针施以捻转补法，留针并间歇运针补气催气，以肢温、汗收、脉起为度。至吞咽功能完好时，及时给患者以热饮。

三、癫痫

癫痫是大脑神经元突发性异常放电，导致短暂的大脑功能障碍的一种间歇性、阵发性发作神志失常的疾病。分原发性和继发性两种，继发性者，多继发于脑脓肿、脑肿瘤等疾患，临床尚属少见。针灸治疗适用于原发性癫痫。

根据临床症状的不同，原发性癫痫一般有小发作与大发作两种类型。小发作的症状常类似晕厥，发作时间短暂；大发作时，常表现为先突然尖叫一声，继而跌扑昏倒，口吐白沫，牙关紧闭，口唇及全身青紫，有的发作后即呈昏睡状态。治疗本病以解痉醒脑为急务。

取穴：合谷、下关、百会、太冲、涌泉、腰奇穴。

治法：先以筷子等物裹以布类塞入患者上、下牙齿之间，以免咬肌痉挛咬伤舌头，随即针刺合谷（双）、下关，以强捻转刺激。医者意守针下，辨别气感，根据针下之感，虚则补之，实则泻之，持续捻针，促其清醒。清醒后再针百会、太冲、涌泉、腰奇四穴，医者集中精力，意守针下，嘱患者意守针下，随着运针而变换意守之穴，得气后酌情留针，如此每周针治1～2次，直至患者面色红润，身体一般情况好转，可暂停针。嘱患者避免饥饿疲劳和不良精神刺激，以控制癫痫发作。

四、休克

休克以急性循环衰竭为主要病理改变，临床上可见血压下降、面色苍白、皮肤湿冷、四肢厥逆等症状。常见于重度感染、中毒、严重创伤、大量出血、重度脱水、过敏等严重情况，本病为一种危症，很多危重疾病末期常出现休克。

抢救休克宜采取综合措施。针灸可改善症状，故宜积极运用，以配合治疗。一部分休克单用针灸救治也可收到良效。

取穴：人中、涌泉、足三里、肾上腺（耳穴）、皮质下（耳穴）。

治法：先用毫针强刺激人中、涌泉二穴，留针 30 ～ 60min，并间歇运针。后再加针足三里，平补平泻，分层寻气，得气每至，慎守勿失，留针 30min 并间歇运针。可酌加直接灸法，此时可同时在耳穴肾上腺、皮质下穴位埋针。针灸的同时积极采取其他急救措施。运用针灸急救休克，不仅可以配合其他方法提高救治效果，而且可以在血压回升、病情好转后，维持血压，改善循环，巩固急救成果，防止病情反弹，直至取得抢救的最后成功。

五、昏迷

昏迷由各种原因导致的大脑功能严重紊乱引起。临床上以意识丧失、神志不清、呼之不应、颜面苍白、四肢软瘫为主要特征。重度昏迷除仅维持呼吸及血液循环外，感觉、意识及各种反射均消失。轻度昏迷仍可存在吞咽、咳嗽、角膜及瞳孔反射等。昏迷常发生于各种疾病的危重阶段（如脑血管意外、严重中毒等），所以，临床急救昏迷时必须积极地治疗原发病。针灸可醒脑开窍，减轻昏迷程度，调节全身功能，故可作为一项常规抢救措施。

取穴：素髎、合谷、十宣、丰隆、手足十二井穴。

治法：先用毫针刺素髎、合谷穴，行强刺激捻转提插泻法，留针 30min。痰多加丰隆穴泻之，留针 30min。必要时可酌情延长留针时间，并间歇运针。留针期间，用三棱针点刺十宣穴和手足十二井穴放血。

探测预后可用毫针刺中冲穴 1 ～ 2 分深，医者意导针下，持续捻转，勿使针尖游离得气之穴位组织，捻针片刻，如患者知痛呼叫或肢体抽动，则预后良好，反之预后欠佳。

六、心跳骤停

心跳骤停多发生于冠心病、心功能不全的患者，中老年人多发。

取穴：内关、哑门等穴。

治法：先行心肺复苏。未复苏者可继行心外按摩。复苏后的心跳一般很微弱，且易再停搏，此时可针刺内关穴，针尖向近心端，努而刺之，轻轻捻转，医者行针布气，随针上下，呼吸出入。得气后留针 30min。再针哑门穴，针入 8 分深，平补平泻，以知为度，不留针。如此针之可增强心肌的收缩力，调整心律，防止心跳再度停搏。

七、小儿惊厥

小儿惊厥由大脑皮质功能受损导致的意识和运动障碍，是中医儿科"四大险证"之一。多由高热、颅内感染、中毒、代谢紊乱等原因引起。中医学将小儿惊厥分为急惊与慢惊两种，认为急惊病在肝，多为发热惊厥，易治；慢惊病在脾，多为无热而惊，较难治。小儿惊厥的主症为局部或全身肌肉痉挛、抽搐，发病时意识不清。

取穴：百会、印堂、合谷、太冲、昆仑。

治法：用指针法轮番掐揉。医者意导指尖，集中思想，掐穴得气，勿伤表皮，至痉挛、抽搐缓解或消失，面色及意识均好转后，用毫针轻刺上述穴位留针，后再速治原发病，如系发热惊厥应同时运用冷敷法，无热惊厥酌施艾条温灸。最后，要注意实施病因治疗。

八、急性酒精中毒

临床上以头痛、呕吐、昏睡、精神异常及应变（工作）能力低下、运动功能失衡等为主要表现，针刺法可用于促醒。

取穴：少商（双）、中冲（双）、印堂、腕踝针上穴（双）、足三里（双）。

治法：先取少商（双）、中冲（双），用三棱针点刺放血；再取印堂、腕踝针上穴（双）、足三里（双），用毫针平补平泻，并留针促患者及早清醒。

另外，头痛剧烈还可加刺头维、太阳；呕吐严重可加刺内关、公孙；精神异常可加刺后溪、中脉；昏睡及应变能力低下可加刺风池、合谷；痰多可加刺中腕、丰隆。针刺时要严加观察，谨防意外，手法补泻可根据穴下气感行之，均可快速毫针刺法，得气出针不留针，必要时可间隔 1h许再予针刺。

九、支气管哮喘

支气管哮喘往往有多年反复发作的病史，临床以咳嗽、咳痰、喘息、胸闷、气短、呼吸困难等症状为主。针灸可以在急症发生的数分钟内开始抢救，既简便，又具实效，是实施中医抢救的重要手段。

取穴：大椎、肺俞、风门、膏肓、列缺、中府。

治法：大椎、肺俞、风门、膏肓、列缺刺血。中府、大椎拔罐15min。

针刺大鱼际的中间，亦极有效。刺进后留针一会儿，即可以缓解哮喘发作。大鱼际是肺经所过，在此处针刺可以宣通肺气，缓解喉及支气管的痉挛，对于咳喘不止者亦极有效。

第三节　穴位按压手法在急救中的应用

一、昏迷

取穴及手法：

（1）掐人中：用拇指尖深掐人中穴。

（2）揉内外关：用拇指、示指对揉内关、外关，并用力按揉。

（3）推大陵：用拇指推行大陵至曲泽。

（4）擦手足心：术者用掌侧迅速摩擦手心、足心，以皮肤发热为度。

（5）按百会：用手指点按百会穴，可长按 1～3min。

二、中暑

中暑是因外界高温，人体内脏阴气虚脱而致。症见头晕、头痛、恶心呕吐、身软无力，严重者昏迷不醒。

取穴及手法：

（1）掐十宣：用手指尖深掐十宣穴。

（2）推大椎：用手迅速由上往下推大椎穴处，以肤热、烫为度。

（3）拍心窝：用手沾冷水或白酒，拍打心窝处。

（4）揉五心：用手指揉动手心、足心、背心处，以肤热为度。

（5）捏脚趾：用手掌一把握住脚趾，进行有节奏的握捏。

（6）按太阳：用两拇指分别按双侧太阳穴。

（7）拿眉轮：用拇、示指推拿眼眶眉轮。

三、假死

多见于平日无病者，突然在坐、卧或行走时倒地昏死，也可因七情过度，突然昏死。

取穴及手法：

（1）掐舌柱、鼻柱：用手指尖掐口中舌柱和鼻柱，如有惊动则可救。

（2）捏耳尖：用示指提捏耳尖。

（3）通任督：用示中指分别点压在人中、承浆穴上。两穴分别通于督脉、任脉。

（4）掐十宣：同"中暑"。

（5）揉丹田：用掌贴于丹田处，按顺时针方向揉动丹田。

（6）振耳心：用手指伸于耳内微微振动，然后放松。

四、痧症

因患者体虚，正气不足，外界秽浊疠气之邪乘虚侵入机体，使气血阻滞，气机失常而发病。症见全身胀累，四肢无力，唇青面赤。

取穴及手法：

（1）拿肩胛：用手指深拿肩胛处，进行反复拿提。

（2）推额面：用手指推额面印堂至太阳处。

（3）揉五心：用手揉动手心、足心、背心处，以肤热为度。

（4）掐少商、少泽：用手指深掐少商、少泽穴。

（5）擦颈后：术者沾酒擦颈后窝及风池、哑门、大椎等穴。

（6）拍肘膝窝：术者沾酒或水拍打肘窝、膝窝，以皮肤热、红为度。

五、中毒

因误吃各种有毒药物或食物而中毒。症见四肢无力，恶心呕吐，神色大变，脘腹疼痛。

取穴及手法：

（1）探喉头：术者迅速用手指伸进患者口中，轻微地拨动喉头催吐。

（2）推任脉：从脐中推向膻中，反复多次，使患者有呕吐感。

（3）揉中脘：中指点揉中脘穴。

（4）掐委中：用指深掐委中穴。

（5）拍大椎：用手沾白水拍打大椎穴。

六、溺水

因水吸入体内，闭塞呼吸，使气血停顿。症见不省人事，脉息全无。

取穴及手法：

（1）按压胸背：患者俯卧，取头低足高位。术者用手按压患者胸背，应有节奏地一按一松。

（2）吹鼻吸嘴：使患者平躺。术者将气吹入鼻内，然后捏住。用口对着患者的口深深吸气，须反复多次。

（3）推手足三阴：从指（趾）端内侧向身躯部推行。

（4）揉五心：用手擦揉手心、足心、背心，以肤热为度。

（5）吹窍穴：用气吹动耳窍。

（6）掐十宣：用手指深掐十宣穴。

七、中风

多因邪中脏腑或邪中经络所致。其症见突然昏迷，口眼歪斜，半身不遂。

取穴及手法：

（1）顶风池、风府：用手指向上顶风池和风府穴。

（2）按内关、外关：用拇、示指对按内关、外关穴。

（3）弹拨膏肓：用手指深透膏肓穴，进行左右弹拨。

（4）掐人中、地机、委中：用手指深掐人中、地机、委中三穴。

（5）揉腹部：用掌贴于腹部，进行揉动。

（6）点足三里：用手指点叩足三里穴。

八、癫狂

癫狂属于神志失常类疾病，多因七情所伤，心神不能内守。临床上分癫证、狂证两类。

取穴及手法：

（1）弹卒癫：用手指弹男患者卒癫穴。因振心动神刺激强，不可多弹。

（2）掐人中、后根：术者用手指深掐人中穴和后根处。

（3）拿肩井：用手拿提肩井穴。

（4）揉神门、内关：用手指揉动神门、内关穴。

（5）按神阙、天枢：用手指重按神阙、天枢穴。

（6）叩脑后：用手掌捂耳，手指轻叩脑后。

（7）推督脉：用指从印堂推行至长强。反复多次。

九、足转筋

因风寒入侵或肾亏筋痿所致，症见抽筋、筋僵、筋硬、疼痛难忍、不能屈伸。

取穴及手法：

（1）点按承筋、委中、阳陵泉：用手指按揉三穴。

（2）擦足心：术者先将手掌擦热，然后擦揉患者足心，以肤热为度。

（3）拍打阿是穴：用手指并拢拍打疼痛处。

（4）推足太阳经：用手指推行足太阳经，从上往下推。

十、产后昏厥

妇女产后因失血过多或身体虚弱，气血不足而发生昏厥。症见脸色苍白、昏迷不醒、四肢无力。

取穴及手法：

（1）掐人中、百会：用手指掐人中、百会穴。

（2）擦涌泉：用手指迅速擦揉涌泉穴。

（3）按内关、外关、长强：用手指点按内关、外关、长强穴。

（4）拍胸心、背心：用手指沾白酒拍胸心、背心处，以肤红为度。

十一、小儿惊厥

小儿属纯阳之体，易受外邪。因外感风寒之邪，入里化热生风，或因痰热及惊恐而成。症见四肢抽搐、口噤、角弓反张、眼睛上吊。

取穴及手法：

（1）掐人中、少商、二扇门：手指深掐人中、少商、二扇门各穴。

（2）按百会：用手指揉按百会穴。

（3）逆运八卦：用手拇指逆推手内、外八卦，以掌心肤热为度。

（4）揉印堂、颈后窝、小天心：用手指沾冷水揉动三处。

（5）推下六腑：用手从肘外侧推至手小指端。

（6）拍四缝、五经纹：用手指深掐四缝、五经纹各穴。

（7）点脐中四边：用四指点压肚脐四周。

（8）弹山根：用手指弹动山根穴。

（9）拿提背脊：从小儿长强穴往上拿提脊椎两侧肌肉。

十二、胸心绞痛

因寒痰壅塞、水饮内停、气滞胸心所致，症见胸心绞痛、疼痛难忍、两肋胀满、痛及脘腹。

取穴及手法：

（1）弹拨肩胛：用手指深拿肩胛筋，反复弹拨，患者可立感疼痛消失。

（2）掐内关、合谷、地机、隐白：用手指尖重掐四穴。

（3）推任脉：从天突穴往下推行，反复多次。

（4）按天枢：用手指按天枢穴。

十三、外伤出血

由各种原因引起的外伤出血，症见流血不止。其止血手法、选穴情况，根据部位，各不相同。

取穴及手法：

（1）点穴法：上肢取大陵、曲池、中府、极泉；下肢取地机、血海、冲门；头部取大迎、缺盆。

（2）压迫法：上肢、下肢按压肘臂、大腿内侧；下肢按压地机、血海、冲门；头部按压颈两侧。

十四、急性腹痛

腹痛的原因很多，大致分为：伤寒腹痛、中暑腹痛、气滞腹痛、虫积腹痛、气滞腹痛、食积腹痛等。其疼痛症状各不一样，但镇痛安神手法大致相同。

取穴及手法：

（1）掐内关、足三里、行间：用手指掐以上穴位。

（2）拿肩胛、腹肌：用手指拿提肩胛筋、腹部大筋。

（3）摩脐中：用手掌摩揉脐中，以肤热为度。

（4）按天枢、中脘：用手指点按两穴。

（5）推脊椎：用两拇指从大椎穴往下推行。反复多次。

十五、急性腰痛

因内挫扭伤，寒湿入肾所致。症见腰痛难忍、屈伸困难、咳嗽痛剧。

取穴及手法：

（1）掐中渚、绝骨、委中、腰阳关：用手指深掐四穴。

（2）推督脉：用手指推动督脉，上下反复推动。

（3）摩带脉：用手掌从腰上分摩带脉。

（4）点按天枢、神阙：用手指点按天枢、神阙穴。

第四节　放血疗法在急救中的应用

用三棱针刺破人体一定部位的血络或腧穴，放出适量血液，达到治疗疾病目的的方法，称为三棱针法。古人称为"刺血络"或"刺络"，现代称为"放血疗法"。

放血疗法在操作时，要先消毒针具和针刺部位，再根据治疗需要，选择不同刺法。

一、常用放血疗法

1. 点刺法 先在针刺部位上下推按，使郁血积聚。右手拇、示两指持针柄，中指紧靠针身下端，留出 1～2 分针尖，对准已消毒的穴位迅速刺入 1～2 分，立即出针，轻轻挤压针孔周围，使出血数滴（对重症患者有时可出血十数滴，血由黑紫变红为止），然后用消毒棉球按压针孔（针刺曲泽、委中穴，在孔穴周围上下推按之后，可先在孔穴近心端扎紧止血带或布带，这样静脉暴露得更明显，更容易出血，刺出血后，再将止血带放松）。

2. 散刺法 又称围刺法，是在病灶周围点刺出血，主要用于丹毒、痈疮。根据病变部位大小的不同，刺血点可有一定距离；也可沿着病灶周围做包围性点刺，也称为"围刺"。

3. 挑刺法 以左手按压施术部位的两侧，使皮肤固定，右手持针，将腧穴或反应点的表皮挑破出血（如治疗红丝疔，应在红丝近心端尽头处以及红丝之上寸寸挑刺出血）。有时需挑破部分纤维组织，然后局部消毒，覆盖敷料。常用于目赤肿痛、痔疮等证的治疗。

二、放血疗法注意事项

首先，患者体位要舒适，做好必要的解释工作，消除患者的顾虑，防止晕针。其次，操作时宜轻、宜浅、宜快，出血不可过多，不可刺伤深部动脉。再次，要注意无菌操作，防止感染。最后，对于气血两亏、常有自发性出血或损伤后出血不易止的患者（血小板减少或患有血液系统疾病），不宜使用。

三、放血疗法常用穴位

太阳：主治头痛，眼红肿。
上星：主治头痛，目痛，鼻衄，热病。
水沟：主治癫痫，小儿惊风，中风昏迷，中暑，口眼歪斜，牙关紧闭，急性腰扭伤。
龈交：主治齿龈肿痛。

地仓：主治面瘫。

金津、玉液：主治口疮，舌肿，呕吐。

十宣：主治昏迷，癫痫，癔病，乳蛾，小儿惊风，中暑。

四缝：主治小儿疳积，百日咳。

八邪：主治烦热，目痛，毒蛇咬伤手指肿痛。

曲泽：主治烦热，胃痛，呕吐。

少商：主治急性咽喉肿痛，急性扁桃体肿大，鼻衄，发热，昏迷。

商阳：主治急性咽喉肿痛，齿痛，手指麻木，昏迷。

委中：主治腹痛，吐泻，腰痛（急性腰扭伤疗效好），丹毒。

八风：主治脚气，趾痛，毒蛇咬伤足跗肿痛，还可用于急性呕吐、腹痛腹泻、急性头痛、咽喉肿痛、化脓性扁桃体炎、急性腰扭伤的治疗。

第五节　中成药在急救中的应用

一、心绞痛

心绞痛是冠状动脉供血不足，心肌急剧暂时缺血与缺氧所引起的以发作性胸痛或胸部不适为主要表现的临床综合征。心绞痛是心脏缺血反射到身体表面所感觉到的疼痛，特点为前胸阵发性、压榨性疼痛，可伴有其他症状，疼痛主要位于胸骨后部，可放射至心前区与左上肢，劳动或情绪激动时常发生，每次发作持续 3～5 分钟，可数日一次，也可一日数次，休息或用硝酸酯类制剂后消失。心绞痛发作时，中医药干预能够缓解胸痛症状，改善心功能和生活质量。一般可选用速效救心丸、复方丹参滴丸、麝香保心丸等。

1. 速效救心丸

（1）主要成分：川芎、冰片。

（2）药理：抗动脉粥样硬化，保护缺血心肌，抗心肌缺血—再灌注损伤，稳定斑块，抗凝血和抗血栓形成。

（3）功能：行气活血，祛瘀止痛，增加冠脉血流量，缓解心绞痛。

（4）用法用量：含服，一次 4～6 粒，一日 3 次；急性发作时，一次 10～15 粒。

2. 复方丹参滴丸

（1）主要成分：丹参、三七、冰片。

（2）药理：抗氧化，抗炎，保护血管内皮功能，抑制动脉粥样斑块形成及内膜增生，降低心肌耗氧，改善能量代谢，保护心肌细胞；抑制血小板的黏附和聚集；改善微血管循环，对缺血再灌注损伤和其他原因引起的微循环障碍都具有良好的预防和治疗作用。

（3）功能：活血化瘀，理气止痛。

（4）用法用量：口服或舌下含服，一次 10 丸，一日 3 次。

3. 麝香保心丸

（1）主要成分：人工麝香、人参提取物、人工牛黄、肉桂、苏合香、蟾酥、冰片。

（2）药理：改善心肌缺血，保护心肌，舒张血管，减轻高脂血症对动脉壁的损害，逆转左心室肥厚，改善微循环。

（3）功能：芳香温通，益气强心。

（4）用法用量：口服。一次 1～2 丸，一日 3 次。

二、脑卒中

脑卒中是一种急性脑血管疾病，是由于脑部血管突然破裂或因血管阻塞导致血液不能流入大脑而引起脑组织损伤的一组疾病，包括缺血性和出血性卒中。中风的主要证候特征为脑脉痹阻或血溢脑脉之外所引起的脑髓神机受损，主要病因病机为脏腑功能失调或气血素虚导致的瘀血阻滞、痰热内蕴。

1. 安宫牛黄丸

（1）主要成分：牛黄、水牛角浓缩粉、麝香、珍珠、朱砂、雄黄、黄连、黄芩、栀子、郁金、冰片。

（2）药理：保护脑细胞，减轻脑细胞损伤及损伤后脑水肿，抗炎，改善脑循环，促进脑细胞功能恢复，对于中风急性期（脱症除外）有独特的疗效。

（3）功能：清热解毒，镇惊开窍。用于热病，邪入心包，高热惊厥，神昏谵语；中风昏迷及脑炎、脑膜炎、中毒性脑病、脑出血、败血症见上述证候者。

（4）用法用量：口服。一次 1 丸，一日 1 次。

（5）注意事项：

①本品为热闭神昏所设，寒闭神昏不得使用。

②本品处方中含麝香，芳香走窜，有损胎气，孕妇慎用。

③本品处方中含朱砂、雄黄，不宜过量久服，肝肾功能不全者慎用。

④高热神昏、中风昏迷等口服本品困难者，当鼻饲给药。

2. 苏合香丸

（1）主要成分：苏合香、安息香、冰片、水牛角浓缩粉、人工麝香、檀香、沉香、丁香、香附、木香、乳香（制）、荜茇、白术、诃子肉、朱砂。

（2）药理：兴奋中枢神经，扩张冠状动脉，增加冠状动脉血流量，减慢心率，降低心肌耗氧量，抗血栓和抗血小板聚集。

（3）功能：芳香开窍，行气止痛。用于痰迷心窍所致的痰厥昏迷、中风偏瘫、肢体不利，以及中暑、心胃气痛。

（4）用法用量：口服。一次1丸，一日1～2次。

3. 血府逐瘀胶囊

（1）主要成分：桃仁（炒）、红花、赤芍、川芎、枳壳（麸炒）、柴胡、桔梗、当归、地黄、牛膝、甘草。

（2）药理：主要有抑制血小板聚集，改善心功能，抗心律失常，改善血液流变性及微循环，抗缺氧，镇痛，抗炎，降血脂及增强免疫功能等作用。

（3）功能：活血祛瘀，行气止痛。本品用于瘀血内阻、胸痛或头痛、内热瞀闷、失眠多梦、心悸怔忡、急躁善怒；冠心病心绞痛、血管及外伤性头痛有上述症候者。

（4）用法用量：口服，一次6粒，一日2次。

4. 脑心通胶囊

（1）主要成分：黄芪、赤芍、丹参、当归、川芎、桃仁、红花、醋乳香、醋没药、鸡血藤、牛膝、桂枝、桑枝、地龙、全蝎、水蛭。

（2）药理：抑制ADP诱导的血小板聚集；可明显抑制血栓形成，有一定的量效关系；可明显增加脑血流量，明显降低脑血管阻力，明显延长凝血时间。

（3）功能：益气活血，化瘀通络。用于气虚血滞、脉络瘀阻所致中风中经络，半身不遂、肢体麻木、口眼歪斜、舌强语謇及胸痹心痛、胸闷、心悸、气短；脑梗死、冠心病心绞痛有上述症候者。

（4）用法用量：口服。一次 2～4 粒，一日 3 次。

三、中暑

中暑是在暑热季节、高温和（或）高湿环境下，由于体温调节中枢功能障碍、汗腺功能衰竭和水电解质丢失过多而引起的以中枢神经和（或）心血管功能障碍为主要表现的急性疾病。中医又称为"中热""暑厥""伤暑"等，是夏季的一种常见病。

1.藿香正气胶囊

（1）主要成分：广藿香、紫苏叶、白芷、白术（炒）、陈皮、法半夏、厚朴（姜制）、茯苓、桔梗、甘草、大腹皮、大枣、生姜。

（2）药理：主要有解痉，镇痛，镇吐，增强细胞免疫功能，抑菌等作用。

（3）功能：解表化湿，理气和中。用于外感风寒，内伤湿滞，头痛昏重，胸膈痞闷，脘腹胀痛，呕吐泄泻。

（4）用法用量：口服。一次 4 粒，一日 2 次。

2.紫雪丹

（1）主要成分：滑石、寒水石、人工麝香、石膏、丁香、玄参、水牛角浓缩粉、朱砂、芒硝（制）、甘草、磁石、升麻、硝石（精制）等。

（2）药理：主要有解痉，镇痛，镇吐，增强细胞免疫功能，抑菌等作用。

（3）功能：清热解毒，镇痉熄风，开窍定惊。用于热邪内陷心包，热盛动风所致的高热烦躁，神昏谵语，痉厥，斑疹吐衄，口渴引饮，唇焦齿燥，尿赤便秘，舌红绛苔干黄，脉数有力或弦数，以及小儿热盛惊厥。

（4）用法用量：口服，冷开水调下。每次 1.5～3 克，一日 2 次。

3.六一散

（1）主要成分：滑石、甘草。

（2）药理：主要有解痉，镇痛，镇吐，增强细胞免疫功能，抑菌等作用。

（3）功能：清暑利湿。本品用于感受暑湿所致的发热，身倦，口渴，泄泻，小便黄少。

（4）用法用量：调服或包煎服，一次 6～9 克，一日 1～2 次。

四、休克

休克是机体遭受强烈的致病因素侵袭后，由于有效循环血量锐减，组织血流灌注广泛、持续、显著减少，致全身微循环功能不良，生命重要器官严重障碍的综合症候群。从休克的临床表现和特点而言，可归属到"厥证""脱证"范畴。大致可辨证分为热厥、寒厥、气脱、血脱四型。

1. 参附注射液

（1）主要成分：红参、附片。

（2）药理：本品主要具有强心、抗休克的作用。本品能使因股动脉放血造成休克的麻醉家兔血压回升，体外实验也证明本品能抗脂质过氧化，显示有抗休克的作用。可使心力衰竭的心缩幅度增加，具有正性肌力作用，显示有强心作用。

（3）功能：回阳救逆，益气固脱。主要用于阳气暴脱的厥脱症（感染性、失血性、失液性休克等），也可用于阳虚（气虚）所致的惊悸、怔忡、喘咳、胃疼、泄泻、痹症等。

（4）用法用量：肌肉注射：一次 2～4mL，一日 1～2 次。静脉滴注：一次 20～100mL，用 5%～10% 葡萄糖注射液 250～500mL 稀释后使用。静脉推注：一次 5～20mL，用 5%～10% 葡萄糖注射液 20mL 稀释后使用。

2. 参麦注射液

（1）主要成分：红参、麦冬。

（2）药理：抗休克、强心、抗心律失常、调节免疫、调节血压、抗炎等。

（3）功能：益气固脱，养阴生津，生脉。用于治疗气阴两虚之休克、冠心病、病毒性心肌炎、慢性肺心病、粒细胞减少症。

（4）用法用量：肌肉注射：一次 2～4mL，一日 1 次。静脉滴注：一次 20～100mL，用 5% 葡萄糖注射液 250～500mL 稀释后应用。

五、脓毒症

脓毒症是指因感染引起宿主反应失调而导致危及生命的器官功能障碍。全球每年有数百万人罹患脓毒症，其中 1/4 甚至更多的患者死亡。

根据其以发热为主要临床表现，多将其归入"热病"范畴。

1. 血必净注射液

（1）主要成分：红花、赤芍、川芎、丹参、当归。

（2）药理：调控炎症反应、抗氧化应激、改善凝血功能、保护内皮细胞、改善微循环、调节免疫功能等。

（3）功能：化瘀解毒。用于温热类疾病，症见发热、喘促、心悸、烦燥等的瘀毒互结证。适用于因感染诱发的全身炎症反应综合征，也可配合治疗多器官功能失常综合征的脏器功能受损期。

（4）用法用量：静脉注射。全身炎症反应综合征：50mL 加生理盐水 100mL 静脉滴注。在 30～40 分钟内滴毕，一日 2 次；病情重者，一日 3 次。多器官功能失常综合征：100mL 加生理盐水 100mL 静脉滴注。在 30～40 分钟内滴毕，一日 2 次；病情重者，一日 3～4 次。

六、急性出血

急性出血是突然发生的血液不循常道，上溢于口鼻诸窍之鼻衄、齿衄、呕血、咯血，下出于二阴之便血、尿血，溢于肌肤之肌衄，常伴惶恐不止，烦躁不安，头晕目眩，乏力，自汗，心悸气短，重则血如泉涌，神志恍惚，面唇苍白，四肢厥冷，大汗淋漓等为主要表现的危急重症。

云南白药

（1）主要成分：三七、麝香、草乌等。

（2）药理：止血、抗炎、活血化瘀、愈伤等。

（3）功能：化瘀止血，活血止痛，解毒消肿。用于跌打损伤，瘀血肿痛，吐血，咳血，便血，痔血，崩漏下血，疮疡肿毒及软组织挫伤，闭合性骨折，支气管扩张及肺结核咳血，溃疡病出血，以及皮肤感染性疾病。

（4）用法用量：口服。一次 0.25～0.5 克，一日 4 次（2～5 岁按 1/4 剂量服用，5～12 岁按 1/2 剂量服用）。凡遇较重的跌打损伤可先服保险子 1 粒，轻伤及其他病症不必服。

第四部分

ICU常用药物和特殊药物的使用

第一节　抗菌药物

抗菌药物是指对细菌有抑制或杀灭作用的药物，包括抗生素和人工合成抗菌药物（磺胺类和喹诺酮类等）。

抗生素是由各种微生物（细菌、真菌、放线菌属）产生的，能杀灭或抑制其他微生物的物质。分为天然抗生素和人工半合成抗生素，前者由微生物产生，后者是对天然抗生素进行结构改造获得的半合成产品。

在临床使用的药品中，抗菌药物的使用率是最高的，在使用时应注意以下几点：

1. 正确选择抗菌药物

没有一种抗菌药物能抑制或杀灭所有细菌，只有使用对引起感染的细菌敏感的抗菌药物才能有效。因此应根据患者的临床情况及有关化验结果选用。

2. 选择适当的给药途径

治疗轻、中度感染时可口服给药，宜选用口服吸收完全、生物利用度高的制剂。有些药物，如庆大霉素、多黏菌素等，口服后极少吸收入体内，故不能用口服法治疗全身性感染，但可用于敏感菌所致的肠道感染。严重感染则应采用静脉给药。

3. 合理掌握剂量

抗菌药物的剂量一般可按体重或体表面积计算，可根据患者的生理、病理状态适当调整。新生儿体内药物代谢的酶系统发育尚不完全，肾脏、肝脏对药物的代谢、排泄能力较低，药物半衰期较长，因此出生1个月内宜按日龄调整剂量。肾功能减退时亦应根据肾功能受损情况调整剂量。

4. 掌握疗程

抗菌药物的使用应掌握疗程。如果急性感染在用药48～72h后效果欠佳，可考虑调整用药，但不能过于频繁调换抗菌药物，否则不仅达不到治疗效果，还会使细菌产生耐药性，造成疾病的反复，延误治疗。长期使用抗菌药物有导致二重感染的可能，造成菌群失调，引起继发感染。

5. 合理联用

由于抗菌药物抑制或杀灭细菌的原理各不相同，作用环节不同，毒性反应也不一样，合理联用可增加疗效、降低毒性。但应避免任意联用抗菌药物。

6. 合理配伍

部分抗菌药物有配伍禁忌，临床配药时应注意不同药物的要求，如头孢曲松钠（罗氏芬）与钙剂有配伍禁忌，可产生结晶、沉淀。

7. 注意不良反应

在使用抗菌药物期间，要注意不良反应及过敏反应的发生，如出现可疑现象，如皮疹、荨麻疹等，要及时采取措施，或减量或停药或进行针对性的治疗。还应注意药物保存条件及时间。

一、抗菌药物的分类

1. β-内酰胺类

作用机制：β-内酰胺类抗菌药物的作用机制均为抑制细菌细胞壁的生物合成。

（1）青霉素类

①青霉素 G

特点：对 β-内酰胺酶不稳定，但对溶血性链球菌、革兰氏阳性产气荚膜杆菌、破伤风梭菌、乳酸杆菌、百日咳杆菌、流感嗜血杆菌、钩端螺旋体、梅毒均有良好疗效，杀菌力强，毒性低。

②耐酶青霉素

常用药物：甲氧西林、苯唑西林、氯唑西林、双氯西林。

特点：对甲型链球菌和肺炎球菌效果最好，但不及青霉素，对耐药金黄色葡萄球菌的效力以双氯西林最强，随后依次为氯唑西林与苯唑西林，对革兰氏阴性肠道杆菌或肠球菌无明显作用。

③广谱青霉素

常用药物：氨苄西林、羟苄西林、替卡西林、磺苄西林、呋苄西林、阿洛西林、美洛西林、哌拉西林。

特点：对革兰氏阳性及阴性菌都有杀菌作用，还耐酸，可口服，不耐酶。

④复方青霉素制剂

常用药物：氨氯青霉素、舒氨西林（氨苄西林＋舒巴坦）、特治新（氨苄西林＋克拉维酸）、奥格门汀（阿莫西林＋克拉维酸）、力百汀（阿莫西林＋克拉维酸）。

特点：复方制剂加入了 β-内酰胺酶抑制剂（舒巴坦和克拉维酸），对 β-内酰胺酶有强大抑制作用，联合使用后能获得良好的协同作用，也扩大了抗菌谱。

（2）头孢菌素类

不良反应：常见皮疹等过敏反应，偶见过敏性休克。第一、二、三代有不同程度的肾毒性，第四代未见肾损害报道。

①第一代

常用药物：

a. 注射：头孢噻吩、头孢噻啶、头孢唑林、头孢拉定、头孢硫咪。

b. 口服：头孢氨苄、头孢拉定、头孢羟氨苄。

特点：耐青霉素酶，对革兰氏阳性菌相当有效（包括耐酶金葡菌），比第二、三代强；对 β-内酰胺酶稳定性远较第二、三代差；有肾毒性，与氨基甙或利尿剂合用增加肾毒性；不易透过血脑屏障，不用于中枢神经系统（CNS）感染；与氨基甙合用疗效差，不用于淋病、梅毒的治疗。

②第二代

常用药物：

a. 注射：头孢孟多、头孢呋辛、头孢美唑、头孢西丁、头孢替安、头孢替坦（前二者能透过血脑屏障，可用于化脓性脑膜炎（化脑）。

b. 口服：头孢克洛、头孢呋辛酯、头孢替安酯。

特点：对革兰氏阳性菌的抗菌效能与第一代相近或较低，而对革兰氏阴性菌的作用较为显著，抗菌谱较第一代有所扩大，对奈瑟菌、部分吲哚阳性变形杆菌、部分枸橼酸杆菌、部分肠杆菌属均有抗菌作用。对假单胞属（铜绿假单胞菌）、不动杆菌、沙雷杆菌、粪链球菌等无效。

③第三代

常用药物：

a. 注射：头孢噻肟、头孢哌酮、头孢曲松、头孢唑肟、头孢甲肟、头孢他啶、头孢唑南、头孢米诺、头孢咪唑、头孢匹胺、头孢磺啶、头孢地嗪。

b. 口服：头孢克肟、头孢布烯、头孢地尼、头孢他美酯、头孢特仑酯、头孢泊肟酯、头孢妥仑酯。

特点：抗菌活性强、广，对酶稳定；对绿脓杆菌有效，对革兰氏阳性菌不如第一代；对肾基本无毒性。

④第四代

常用药物：

注射：头孢匹罗（马斯平）、头孢吡肟、头孢克定。

特点：对大多数革兰氏阳性菌的作用与头孢曲松和第二代头孢菌素类似，对大多数革兰氏阴性菌的作用与第三代头孢菌素类似，且对绝大多数 β - 内酰胺酶（包括 AmpC 酶等）的稳定性极好。因此，这类头孢菌素的抗菌谱极广，对革兰氏阳性菌和革兰氏阴性菌感染均有高效。

（3）碳青霉烯类

①亚胺培南

特点：对难治性感染、混合感染效果好；对革兰氏阳性菌、革兰氏阴性菌、厌氧菌效果强，超过以往所有抗生素；对耐酶金黄色葡萄球菌不佳；对嗜麦芽窄食单胞菌效果差；对绿脓杆菌不如环丙沙星、舒普深；与其他抗生素无交叉耐药。

②美罗培南

特点：对革兰氏阴性菌比亚胺培南更好，对革兰氏阳性菌不如亚胺培南，对 CNS 副作用少。

（4）单环类

常用药物：氨曲南。

特点：对革兰氏阴性菌效果较好。

（5）氧头孢烯类

常用药物：拉氧头孢、氟氧头孢。

特点：抗菌谱广，对革兰氏阳性菌、革兰氏阴性菌尤其是对耐甲氧西林金黄色葡萄球菌（MRSA）有很强的抗菌活性，对细菌产生的 β - 内酰胺酶稳定。

（6）头霉素类

常用药物：头孢西丁、头孢美唑、头孢替坦。

特点：对细菌产生的 β - 内酰胺酶具有很强的抵抗性。相对第一代头孢菌素，其对第一代头孢菌素耐药的多数革兰氏阴性菌作用明显增强，对厌氧菌有高效。

2. 糖肽类

作用机制：与 β - 内酰胺类抗生素相同，都是通过干扰细菌细胞壁肽聚糖的交联，使细菌细胞发生溶解。所有的糖肽类抗生素都对革兰氏阳性菌有活性，包括耐药葡萄球菌、JK 棒状杆菌、肠球菌、利斯特菌、耐药链球菌、梭状芽孢杆菌等致病菌。

①万古霉素

特点：对 MRSA 有特效，为革兰氏阳性菌的王牌药；对革兰氏阴性菌无效；肾毒性大，听力下降、耳鸣则停药，听力损害不可逆。

②替考拉宁

特点：比万古霉素作用更强，副作用少，半衰期长；对耐万古霉素的肠球菌（四型）均有效。

3. 氟喹诺酮类

作用机制：通过抑制细菌 DNA 回旋酶阻碍 DNA 合成，而导致细菌死亡。具有抗菌谱广，抗菌力强，组织浓度高，与其他常用抗菌药无交叉耐药性，不良反应相对较少等特点。

不良反应：可引起骨关节软组织的损伤，故不宜用于妊娠期妇女和骨骼系统未发育完全的小儿；可引起中枢神经系统不良反应，故不能用于有癫痫病史的患者。

①第一代

常用药物：萘啶酸。

特点：对大肠埃希菌、克雷伯菌属、变形杆菌属、志贺氏菌属、沙门氏菌属、肠杆菌属及流感嗜血杆菌的部分菌株具有抗菌活性，对淋病奈瑟菌亦具有抗菌活性，但对假单胞菌属、不动杆菌属和葡萄球菌属等革兰氏阳性球菌均无抗菌活性。

②第二代

常用药物：吡哌酸。

特点：对革兰氏阴性杆菌，如大肠杆菌、肺炎杆菌、产气杆菌、吲哚阳性和吲哚阴性变形杆菌、沙雷菌属、伤寒杆菌、志贺氏菌属、绿脓杆菌等具抗菌活性。

③第三代

常用药物：诺氟沙星、培氟沙星、依诺沙星、氧氟沙星、环丙沙星、氟罗沙星、洛美沙星。

特点：对抗耐药性葡萄球菌等革兰氏阳性菌，对革兰氏阴性菌疗效更佳。

④第四代

常用药物：妥舒沙星、司帕沙星、左氧氟沙星、曲伐沙星、格帕沙星、加替沙星。

特点：抗菌谱广，对需氧菌均可；抗菌作用强，组织内浓度高，可进入细胞内；有抗生素后效应（PAE）；对衣原体、支原体、军团菌有效；耐量率高达 60% 以上。

4. 氨基糖苷类

作用机制：抑制细菌蛋白质的合成。

不良反应：损害第 8 对脑神经（临床反应可分为两类：一为前庭功能损害，二为耳蜗神经损害）；有肾毒性、神经肌肉阻断作用、过敏反应。

常用药物：链霉素、新霉素、卡那霉素、妥布霉素、庆大霉素、西索米星、阿米卡星、奈替米星、阿贝卡星、异帕米星。

特点：广谱，对革兰氏阴性杆菌效果好，在碱性环境中作用增强，对链球菌作用差；水溶性好，化学性质稳定；口服难吸收，口服用于胃肠道感染及消毒；易产生耐药性；妥布霉素对绿脓杆菌作用较强，肾毒性较庆大霉素稍低，阿米卡星对酶稳定，故在庆大霉素、妥布霉素耐药时应选阿米卡星，特别适用于耐青霉素的淋球菌感染。

5. 大环内酯类

作用机制：抑制细菌蛋白质的合成，起快速抑菌作用，有些在高浓度下也有杀菌作用。

不良反应：目前除阿奇霉素外均在肝代谢；毒性低微，口服的主要副作用为胃肠反应；静脉给药易引起血栓性静脉炎；偶见皮疹，瘙痒。

常用药物：

① 14 元环：红霉素、克拉霉素、罗红霉素、地红霉素、氟红霉素。

② 15 元环：阿奇霉素。

③ 16 元环：麦迪霉素、晶柱白霉素、交沙霉素、螺旋霉素、乙酰螺旋霉素。

特点：抗菌谱窄，主要用于大多数需氧革兰氏阳性菌和阴性球菌、厌氧菌等感染。用于对青霉素过敏的链球菌或金黄色葡萄球菌、厌氧菌感染；对特殊感染，如嗜肺军团菌感染、支原体肺炎、衣原体感染、百日咳、空肠弯曲菌肠炎等具有抗菌活性。

6. 四环素类

作用机制：抑制肽链的增长，从而影响细菌蛋白质的合成。

不良反应：消化道反应；肝、肾损害；影响牙齿及骨骼的发育，故 8 岁以下小儿禁用；有局部刺激，故不可肌肉注射（肌注），静脉滴注（静滴）宜充分稀释；有过敏反应；使用时间稍长易致肠道菌群失调。

常用药物：

①天然品（链霉菌发酵）：四环素、金霉素、土霉素、去甲金霉素。

②半合成品：多西环素（强力霉素）、甲烯土霉素、米诺环素（二甲胺四环素）。

特点：为抑菌性广谱抗生素，除革兰氏阳性、阴性菌外，对立克次氏体、衣原体、支原体、螺旋体均有作用。孕、乳妇及 8 岁以下小儿禁用。含钙及二价以上金属离子之药物、食物，均可与之形成络合物而阻碍其利用。

7. 氯霉素类

作用机制：作用于核糖体，抑制蛋白质合成。

不良反应：抑制骨髓造血功能，包括可逆性血细胞减少和不可逆的再生障碍性贫血；灰婴综合征。

常用药物：氯霉素、甲砜霉素。

特点：是治疗眼部感染的首选药。对伤寒沙门氏菌有特效，对厌氧菌有效。

四环素类和氯霉素类的抗菌谱极广，包括需氧和厌氧的革兰氏阳性和阴性菌、立克次体、衣原体、支原体和螺旋体，还有间接抑制阿米巴原虫的作用。

8. 林可霉素类

作用机制：抑制细菌蛋白质的合成。

不良反应：常见有胃肠绞痛、严重胀气、腹泻，发热，恶心呕吐，异常口渴、疲乏或软弱，显著体重减轻（伪膜性肠炎）等不良反应。大剂量林可霉素静注时可引起血压下降、心电图变化等反应，偶可见心跳、呼吸停止；静脉给药可引起血栓性静脉炎；对造血系统毒性不大，偶可引起一过性中性粒细胞、血小板减少，嗜酸性粒细胞增多；也可引起日光过敏、剥脱性皮炎等。

常用药物：

①林可霉素

特点：一般系抑菌剂，但在高浓度下，对高度敏感细菌也具有杀菌作用。抗菌谱比红霉素窄；用于厌氧菌和革兰氏阳性菌；骨浓度高，用于骨髓炎。

②克林霉素（氯林可霉素）

特点：抗菌谱与林可霉素相同，但作用强得多；骨、胆汁浓度高，对厌氧菌、金黄色葡萄球菌、肺炎链球菌有高效；对青霉素、林可霉素、四环素、红霉素耐药菌有效；与庆大霉素联用增强抗链球菌作用，不与红霉素联用（拮抗）。

9. 利福霉素类

常用药物：利福平、利福喷汀、利福布丁。

特点：用于结核杆菌及其他分枝杆菌感染，也可用于麻风杆菌、军团菌感染。

10. 磷霉素类

作用机制：抑制细菌细胞壁的早期合成。

常用药物：磷霉素。

特点：对葡萄球菌、肺炎链球菌、大肠杆菌、淋球菌、奇异变形杆菌、伤寒杆菌、沙雷杆菌、大多数的绿脓杆菌、化脓性链球菌、粪链球菌、部分吲哚阳性变形杆菌和某些克雷白杆菌、肠杆菌属细菌等有抗菌作用。与其他抗菌药物不存在交叉耐药性，且常需与其他抗菌药物如 β-内酰胺类或氨基糖苷类合用。

11. 磺胺类

作用机制：通过干扰细菌的叶酸代谢而抑制细菌的生长繁殖。

不良反应：常见恶心、呕吐、皮疹、发热、溶血性贫血、粒细胞减少、肝脏损害、肾损害等不良反应。为防止肾损害，应在服药期间多饮水，同服等量碳酸氢钠。

常用药物：磺胺嘧啶（SD），磺胺甲噁唑（SMZ），柳氮磺吡啶（SASP），磺胺嘧啶银（SD-Ag）等。

特点：抑菌药。抗菌谱广，但不良反应较多。

12. 多黏菌素类

作用机制：具有表面活性，含有带正电荷的游离氨基，能与革兰氏阴性菌细胞膜的磷脂中带负电荷的磷酸根结合，使细菌细胞膜面积扩大，通透性增加，细胞内的磷酸盐、核苷酸等成份外漏，导致细菌死亡。

不良反应：毒性较大。主要表现在肾脏及神经系统两方面，其中多黏菌素 B 较 E 尤为多见，症状为蛋白尿、血尿等。大剂量、快速静脉滴注时，由于神经肌肉的阻滞可导致呼吸抑制。

常用药物：有 A、B、C、D、E 等五种。

特点：多黏菌素对生长繁殖期和静止期的细菌均有效。对多数革兰氏阴性杆菌有杀灭作用，对绿脓杆菌、大肠杆菌、肺炎克雷白杆菌，以及嗜血杆菌、肠杆菌属、沙门氏菌、志贺氏菌、百日咳杆菌、巴斯德菌和弧菌等革兰氏阴性菌有抗菌作用。主要应用于绿脓杆菌及其他假单胞菌引起的创面、尿路及眼、耳、气管等部位感染，也可用于败血症、腹膜炎。细菌对其不易产生耐药性。口服不吸收，注射后主要由尿排出。

二、抗菌药物之间的相互作用

第1类	繁殖期杀菌药（速效杀菌剂）	如：青霉素类、头孢菌素类、万古霉素
第2类	静止期杀菌药（缓效杀菌剂）	如：氨基糖苷类、多黏菌素类、喹诺酮类、利福霉素类
第3类	速效抑菌剂	如：四环素类、氯霉素类、林可霉素类、大环内酯类
第4类	慢效抑菌剂	如：磺胺类

注：第1类＋第2类：协同；第1类＋第3类：拮抗；第3类＋第4类：相加；第2类＋第3类：相加；第1类＋第4类：无关或相加。

三、抗菌药物主要作用机制

主要作用机制	代表抗菌药物（类）
阻碍细菌细胞壁的合成	青霉素类、头孢菌素类、万古霉素、磷霉素、杆菌肽
阻碍细菌蛋白质的合成	氨基糖苷类、大环内酯类、四环素类、氯霉素类
抑制细菌DNA的合成	喹诺酮类
影响细菌RNA的合成	利福平
影响细胞膜的通透性	多黏菌素B及E、两性霉素B、制霉菌素、新生霉素
影响细菌叶酸的合成	磺胺类、TMP（又名磺胺增效剂）

四、抗菌药物针对性治疗用药

菌属	类别	推荐抗菌药物
G⁺菌	金黄色葡萄球菌不产酶株	首选：青霉素G
	甲氧西林敏感的金黄色葡萄球菌（MSSA）	首选：苯唑西林或氯唑西林
	耐甲氧西林金黄色葡萄球菌（MRSA）	首选：万古霉素、替考拉宁，不宜滥用亚胺培南 其次：利福平、利奈唑胺
	耐青霉素肺炎链球菌（PRSP）	大剂量青霉素、阿莫西林、氯霉素，重度或脑膜感染用第三代头孢，必要时用万古霉素
	肠球菌产酶株	首选：氨苄西林+舒巴坦、阿莫西林+克拉维酸联用庆大霉素
	肠球菌对庆大霉素耐药株	首选：万古霉素。不宜用头孢菌素类和氨基糖苷类

续表

菌属	类别	推荐抗菌药物
G⁻菌	大肠杆菌	首选：β内酰胺类+氨基糖苷类 其次：氟喹诺酮类、氨曲南、β-内酰胺类
	耐氨基糖苷类菌株	首选：环丙沙星+氨苄西林，万古霉素+利福平，亚胺培南+青霉素
	耐万古霉素菌株	首选：替考拉宁单用或与亚胺培南联用
	产超广谱β-内酰胺酶菌株	首选：碳青霉烯类 其次：氧头孢烯类、头霉素类、β-内酰胺类及喹诺酮类
	产头孢菌素酶菌株	首选：第四代头孢菌素（头孢匹罗、头孢吡肟） 其次：碳青霉烯类、敏感的氨基糖苷类或喹诺酮类
	流感嗜血杆菌	首选：第二、三代头孢菌素，新大环内酯类，复方新诺明，氟喹诺酮类 其次：四环素、β-内酰胺类/β-内酰胺酶抑制剂
	醋酸钙不动杆菌	首选：头孢哌酮+舒巴坦 其次：依米沙星、复方新诺明、四环素类
	嗜麦芽窄食单胞菌	首选：复方新诺明，多西环素，新一代氟喹诺酮 其次：替卡西林+克拉维酸，头孢哌酮+舒巴坦，氨曲南
	铜绿假单胞菌	首选：抗假单胞β-内酰胺类（美洛西林、头孢他定、头孢哌酮）+氨基糖苷类或喹诺酮类
	耐药铜绿假单胞菌	首选：头孢哌酮+舒巴坦，环丙沙——美罗培南
	不动杆菌	首选：亚胺培南 其次：美罗培南，头孢哌酮+舒巴坦
其他	军团菌	首选：红霉素+利福平或环丙沙星或左氧氟沙星 其次：新大环内酯类（或新氟喹诺酮类）+利福平
	厌氧菌	首选：克林霉素，青霉素+甲硝唑，青霉素+替硝唑 其次：氯霉素、头孢西丁、拉氧头孢
	厌氧球菌	首选：大环内酯类
	放线菌	首选：四环素类
	难辨梭状芽孢杆菌	首选：万古霉素
	支原体	首选：大环内酯类，氟喹诺酮，四环素类
	衣原体	首选：大环内酯类，四环素类，利福平
	伤寒杆菌	首选：喹诺酮类 其次：氨苄西林/舒巴坦，第三代头孢菌素，亚胺培南
	痢疾杆菌	首选：氟哌酸、黄连素 其次：氯霉素，广谱青霉素，第二、三代头孢菌素
	脑膜炎双球菌	首选：青霉素 其次：氯霉素、头孢曲松、头孢噻肟
	钩端螺旋体	首选：青霉素
	卡氏孢子虫	首选：复方新诺明

第二节　抗病毒药物

病毒是病原微生物中最小的一种，在细胞内繁殖，由蛋白质外壳和核糖核酸（RNA）或脱氧核糖核酸（DNA）构成的核心组成，不具有细胞结构。病毒寄生于宿主细胞内，依赖宿主细胞代谢系统进行复制、增殖。在病毒基因提供的遗传信息调控下合成病毒核酸和蛋白质，然后在胞浆内装配为成熟的感染性病毒体，以各种方式自细胞释出而感染其他细胞。多数病毒缺乏酶系统，不能独立自营生活，必须依靠宿主的酶系统才能使其本身繁殖（复制），病毒核酸有时会整合于细胞，不易消除。

抗病毒药物的作用机制为抵抗或破坏病毒感染的途径，阻断病毒复制周期的某个环节，如直接抑制或杀灭病毒、干扰病毒吸附、阻止病毒穿入细胞、抑制病毒生物合成、抑制病毒释放或增强宿主抗病毒能力等。

一、核苷类

主要通过抑制病毒或宿主细胞的 DNA 或 RNA 聚合酶活性，阻止DNA 或 RNA 的合成来杀灭病毒。核苷类抗病毒药物依据其结构可以分为非开环类和开环类。

（一）非开环核苷类

1. 齐多夫定（zidovudine）

胸苷的类似物，对引起艾滋病的人类免疫缺陷病毒（HIV）和 T 细胞白血病的 RNA 肿瘤病毒有抑制作用，为抗逆转录酶病毒药物。对光、热敏感，应在 15℃～ 25℃以下避光保管。主要用于艾滋病或与艾滋病有关的综合征患者及 HIV 感染的治疗。齐多夫定是世界上第一个获得美国 FDA 批准生产的抗艾滋病药品，因其疗效确切，成为"鸡尾酒"疗法最基本的组合成分。

（1）用法与用量

①成人：200mg/ 次，每 4 小时 1 次，按时间给药。有贫血的患者可按 100mg/ 次给药。

②儿童：推荐 3 个月至 12 岁为 180mg/m²/6h 不应超过 200mg/m²/6h。

③新生儿：出生 12 小时开始给药至 6 周龄，口服 2mg/kg/6h。

（2）注意事项

①有骨髓抑制作用，可引起意外感染、疾病痊愈延缓和牙龈出血等。用药期间定期查血。嘱咐患者在使用牙刷、牙签时要防止出血。

②可改变味觉，引起唇、舌肿胀和口腔溃疡。

③在肝脏中代谢，肝功能不足者易引起毒性反应。

④遇有发生喉痛、发热、寒战、皮肤灰白色、异常疲倦和衰弱等情况，应注意骨髓抑制的发生。

⑤与阿昔洛韦联用可引起神经系统毒性，如昏睡、疲劳等。

2. 司他夫定（stavudine）

脱氧胸苷的脱水产物，是 RNA 导向的 DNA 聚合酶抑制剂。通过抑制病毒的复制，减慢 HIV 发展的作用。可用于不能耐受齐多夫定或对齐多夫定反应不佳的患者，也可用于治疗 3 个月至 12 岁的儿童 HIV 感染患者。

（1）用法与用量

①成人：推荐剂量为 40mg/ 次，一日 2 次，体重低于 60kg 成人推荐剂量为 30mg/ 次，一日 2 次，两次服药间隔 12h。

②儿童：大于 3 个月、体重低于 30kg 的儿童推荐剂量为 1mg/kg/ 次，一日 2 次。

体重超过 30kg 的儿童推荐用成人剂量，肾损害者相应减少剂量。

（2）注意事项

①可发生外周神经炎，发生率与剂量相关。

②有肝功能损害，ALT 及 AST 轻度到中度上升。

③其他不良反应有头痛、寒战、发热、腹泻及皮疹等。

④具有神经毒性不良反应的药物与本品联用，可能会增加神经毒性，须慎用。

3. 拉米夫定（lamivudine）

双脱氧硫代胞苷化合物，可抑制病毒 DNA 多聚酶和逆转录酶活性，并对病毒 DNA 链的合成和延长有竞争性抑制作用。抗病毒作用强而持久，且能提高机体免疫功能，还具有抗乙型肝炎病毒的作用。临床上可单用治疗乙型肝炎病毒复制的慢性乙型肝炎，或与齐多夫定合用治疗病情恶化的晚期 HIV 感染患者。

（1）用法与用量

①成人：0.1g/ 次，每日 1 次。

②儿童：儿童慢性乙肝患者的最佳剂量为 3mg/kg/ 次，每日 1 次。12 岁后，须用成人剂量。

（2）注意事项

①治疗期间应对患者的临床情况及病毒学指标进行定期检查，少数患者停止使用拉米夫定后，肝炎病情可能加重。

②对于肌酐清除率＜ 30ml/min 的患者，不建议使用该品。

③妊娠期间一般不宜使用，哺乳期妇女服用该品时不必停止哺乳。

④拉米夫定与具有相同排泄机制的药物（如甲氧苄啶）同时使用时，其血浓度可增加 40%，有肾脏功能损害的患者应注意。

（二）开环核苷类

1. 吗啉呱

其作用为抑制 RNA 聚合酶，以阻止病毒蛋白质合成。吗啉呱对多种病毒（包括流感病毒、副流感病毒、鼻病毒、冠状病毒、腺病毒等）有抑制作用。可用于流行性感冒（流感）、流行性腮腺炎、水痘、疱疹、滤泡性结膜炎等的防治。

（1）用法与用量

①成人：0.2 ～ 0.4g/ 次，一日 3 次。

②儿童：10 ～ 20mg/kg/ 日。

（2）注意事项

可引起出汗及食欲不振等反应。

2. 阿昔洛韦

为广谱高效的抗病毒药，主要干扰 DNA 聚合酶，特别是干扰疱疹病毒 DNA 聚合酶，从而抑制病毒 DNA 的复制。对单纯疱疹病毒、水痘—带状疱疹病毒最敏感，对乙型肝炎病毒、EB 病毒和巨细胞病毒均有抑制作用。不仅可用于局部，还可用于全身的治疗或预防疱疹病毒感染，毒性低、起效快、口服几乎无副作用。

（1）用法与用量

①疱疹初治：成人常用量：0.2g/ 次，一日 5 次，共 10 日；或 0.4g/ 次，一日 3 次，共 5 日。复发性感染：0.2g/ 次，一日 5 次，共 5 日。复发性感染的慢性抑制疗法：0.2g/ 次，一日 3 次，共 6 个月，必要时剂量可加至 0.2g/ 次，一日 5 次，共 6 ～ 12 个月。

②带状疱疹：成人为 0.8g/ 次，一日 5 次，共 7 ～ 10 日。

③水痘：2 岁以上儿童为 20mg/kg/ 次，一日 4 次，共 5 日。40kg 以

上儿童和成人为 0.8g/ 次，一日 4 次，共 5 日。

（2）注意事项

①注射给药只能缓慢滴注（持续 1 ～ 2h），不可快速推注，不可用于肌注和皮下注射。

②对疱疹病毒性脑炎及新儿疱疹的疗效尚未肯定。

③不良反应有一过性血肌酐升高，肾功能不良者、孕妇、哺乳期妇女慎用。肾功能不全者酌情减量。

④输液时必须输入适量的水，以免结晶在肾小管内积存而影响肾功能。稀释后药液应立即使用，不得保存后再用。

3. 阿糖腺苷

抑制病毒的 DNA 合成，具有广谱抗病毒活性。对单纯疱疹病毒及水痘—带状疱疹病毒作用最强，对牛痘病毒、乙肝病毒次之，对腺病毒、伪狂犬病毒和一些 RNA 肿瘤病毒有效。对大多数 RNA 病毒无效。

（1）用法与用量

①单纯疱疹病毒性脑炎：1 日量为 15mg/kg，按 200mg 药物 :500ml 葡萄糖（预热至 25℃～ 40℃）的比例配液，做连续静脉滴注，疗程为 10 日。

②带状疱疹：10 ～ 15mg/kg/ 次，连用 5 日，用法如上。

（2）注意事项

①副作用：消化道反应，如恶心、呕吐、腹泻和氨基转移酶升高等；中枢神经系统反应，如震颤、眩晕、幻觉等；血液系统反应，如白细胞减少、血红蛋白减少和红细胞压积下降。

②肝功能不全者及哺乳期妇女慎用，孕妇（特别是头 3 个月内）、对本品过敏者禁用。

③超推荐剂量使用，易出现严重不良反应。

④用药期间应检查血象。

⑤不可静脉推注或快速滴注，不宜与肾上腺皮质激素等免疫抑制剂合用。

4. 更昔洛韦（ganciclovir）

开环脱氧鸟苷衍生物，对巨细胞病毒的作用比阿昔洛韦强，对耐阿昔洛韦的单纯疱疹病毒仍然有效。可抑制病毒 DNA 合成。预防及治疗免疫功能缺陷患者的巨细胞病毒感染，如艾滋病患者、肿瘤化疗患者、器官移植患者等。

（1）用法与用量

静脉滴注，成人每日最高剂量 30mg/kg，或按体表面积 1.5g/m²，小儿最高剂量为每 8h 按体表面积 500mg/m²。

①巨细胞病毒感染：预防治疗：5mg/kg/ 次，每日 2 次，静脉注射，每次注射时间应超过 1h，维持 14～21 日。维持期：6mg/kg/ 日，每周 5 日，或 5mg/kg/ 日，每周 7 日，静脉注射。

②重症生殖器疱疹：初治 5mg/kg/8h，共 5 日。婴儿与 12 岁以下小儿，250mg/m²/8h，共 5 日。

③免疫缺陷者感染疱疹：5～10mg/kg/8h，静滴 1h 以上，共 7～10 日；婴儿与 12 岁以下小儿，250mg/m²/8h，共 7 日，12 岁以上按成人量。

④单纯疱疹病毒性脑炎：10mg/kg/8h，共 10 日。

⑤免疫缺陷者合并水痘：10mg/kg/8h 或 500mg/m²/8h，共 10 日。

（2）注意事项

①注射浓度太高可引起静脉炎，还可引起皮肤瘙痒或荨麻疹。

②少见急性肾功能不全、血尿和低血压等。罕见昏迷、意识模糊、幻觉、癫痫等中枢神经系统症状。

③可见白细胞及血小板减少，肝功能异常，心律失常，眩晕和皮肤瘙痒等。

5. 喷昔洛韦（penciclovir）

更昔洛韦的衍生物，可选择性抑制单纯疱疹病毒 DNA 的合成和复制，对 I 型和 II 型单纯疱疹病毒有抑制作用。与阿昔洛韦有相同的抗病毒谱，但生物利用度较低。临床用于口唇或面部单纯疱疹、生殖器疱疹、出血性带状疱疹、坏疽性带状疱疹、播散性带状疱疹、三叉神经支带状疱疹、带状疱疹脑膜炎等。

（1）用法与用量

成人：静脉滴注：5mg/kg/ 次，一日 2 次，隔 12h 滴注一次，每次滴注时间应持续 1h 以上。外用：涂于患处，每日 4～5 次，应尽早开始治疗。

（2）注意事项

①不推荐用于黏膜，勿用于眼内及眼周。

②严重免疫功能缺陷患者（如艾滋病或骨髓移植患者）应在医生指导下应用。

③孕妇、儿童及哺乳期妇女慎用。

6. 泛昔洛韦（famciclovir）

广谱抗病毒药物，作用于 DNA 合成的起始和延伸步骤，抑制 DNA

的合成。口服具有很好的生物利用度及较长的作用时间，对水痘—带状疱疹病毒、单纯疱疹病毒Ⅰ型和Ⅱ型和 HBV 均有较强的抑制作用。

（1）用法与用量

推荐剂量如下：肌酐清除率≥ 60ml/min 的成人，一次 0.25g，每 8h 1 次；肌酐清除率 40 ～ 59ml/min，一次 0.25g，每 12h 1 次；肌酐清除率 20 ～ 39ml/min，一次 0.25g，每 24h 1 次；肌酐清除率＜ 20ml/min，一次 0.125g，每 48h 1 次。

（2）注意事项

①常见不良反应：头晕、失眠、嗜睡、感觉异常、腹痛、消化不良、厌食、呕吐、疲劳、疼痛、发热、寒颤等。

②对预防生殖器疱疹的复发、眼部带状疱疹、播散性带状疱疹及免疫缺陷患者疱疹的疗效尚未得到确认。

③肝肾功能不全者应注意调整用法用量。

二、非核苷类

非核苷类抗病毒药物的作用机制与核苷类抗病毒药物不同。它们不需要磷酸化活化，可直接与病毒逆转录酶催化活性部位结合，使酶蛋白构象改变而失活，从而抑制病毒的复制，因而毒性小，但容易产生耐药性。临床上非核苷类逆转录酶抑制剂通常不单独使用，而是和核苷类药物一起使用，可产生增效作用。

1. 奈韦拉平（nevirapine）

是专一性 1 型 HIV（HIV-1）逆转录酶抑制剂，通过与 HIV-1 的逆转录酶直接连接并且通过使此酶的催化端破裂来阻断 RNA 依赖和 DNA 依赖的 DNA 聚合酶活性，仅可抑制 HIV 病毒的逆转录酶活性，对其他的逆转录酶无作用。单用此药会很快产生耐药病毒。

（1）用法与用量

①成人：最初 2 周（导入期）推荐剂量为每日 200mg，导入期后为每日 2 次，每次 200mg，并同时使用至少两种以上的其他抗逆转录病毒药物。

②儿童：任何患者每日用药总剂量不得超过 400mg。2 个月到 8 岁的儿童，初始 2 周，4mg/kg 口服，每日 1 次；之后为 7mg/kg，每日 2 次。8 岁及以上，初始 2 周，4mg/kg 口服，每日 1 次，之后为 4mg/kg，每日

2 次。

③预防 HIV 母婴传播：本药的推荐剂量是单剂量口服 200mg，新生儿在出生后 72h 内，按 2mg/kg 单剂量口服用药。

（2）注意事项

①过敏者应禁用。

②如果漏服药物，患者应该尽快服用下一次药物，但不要加倍服用。

③应用奈韦拉平前和用药期间的适当间隔应进行临床生化检查，包括肝功能检查。必须严格遵守剂量要求，尤其是导入期。

④应用本药治疗初始 8 周内应严密观察。对于产生严重皮疹或伴随全身症状的皮疹，包括 Stevens-Johnson 综合征或毒性表皮坏死溶解的患者必须永久性终止用药。

⑤伴有内脏病变如肝炎、嗜酸性粒细胞增多、粒细胞缺乏、肾功能障碍或有其他内脏受损迹象患者，必须停用本药。

2. 依法韦仑（efavirenz）

非核苷类逆转录酶抑制剂，可非竞争性地抑制 HIV-1 的逆转录酶，而对 HIV-2 逆转录酶和人细胞 DNA 的 α、β、γ、δ 聚合酶没有抑制作用。依法韦仑具有强效抗病毒活性，对耐药病毒也有效。临床上与其他抗病毒药联合，用于人类免疫缺陷病毒（HIV-1）感染的艾滋病成人、青少年和儿童的抗病毒治疗。

（1）用法与用量

成人常用量：每天 600ug，睡前空腹服用。并发肺结核时，每天 800ug。

（2）注意事项

①常见不良反应：失眠、混淆、错乱、记忆力丧失、情绪消沉等。

②可导致新生儿缺陷，不得用于有怀孕计划的妇女。

③对婴儿使用的安全性亦尚未得到证实。

④使用依法韦仑可能导致对大麻物质的尿检呈假阳性。

三、其他类型

临床上使用的其他主要抗病毒药物还有利巴韦林（ribavirin）、盐酸金刚烷胺（amantadine hydrochloride）、盐酸金刚乙胺（rimantadine hydrochloride）和磷酸奥司他韦（oseltamivir phosphate）等。

1. 利巴韦林（ribavirin）

为合成广谱抗病毒药，可抑制肌苷单磷酸脱氢酶，阻止病毒核酸的合成。体内和体外的实验表明对 RNA 和 DNA 病毒都有活性，对多种病毒，如呼吸道合胞病毒、副流感病毒、单纯疱疹病毒、带状疱疹病毒等有抑制作用。对 A 型和 B 型流感病毒引起的流行性感冒、腺病毒肺炎、甲型肝炎、疱疹、麻疹等有防治作用，但对乙肝病毒作用不明显。国内已证实对流行性出血热特别是早期疗效明显，有降低病死率、减轻肾损害、降低出血倾向、改善全身症状等作用。

（1）用法与用量

①病毒性呼吸道感染：成人，口服 0.15g/ 次，一日 3 次，连用 7 日。儿童，口服 10 ～ 15mg/kg/ 日，分 3 次服用，连用 3 日。

②皮肤疱疹病毒感染：成人，口服 0.3g/ 次，一日 3 ～ 4 次，连用 7 日；静脉滴注每日 500 ～ 1000mg，分 2 次给药，每次静滴 20min 以上。疗程 3 ～ 7 日。

③拉沙热、流行性出血热：成人，首剂静滴 2g，继以 0.5 ～ 1g/8h，共 10 日。

（2）注意事项

①极少数病人口服或肌注本品后有口干、软便或稀便、白细胞减少等症状体征，停药后可恢复正常。

②利巴韦林在使用过程中有较强的致畸作用，故禁用于孕妇和预期要怀孕的妇女（该品在体内消除很慢，停药后 4 周尚不能完全自体内清除）。

③大剂量使用时，可致心脏损害。

2. 盐酸金刚烷胺（amantadine hydrochloride）

可抑制病毒颗粒穿入宿主细胞，也可以抑制病毒早期复制和阻断病毒基因的脱壳及核酸向宿主细胞的侵入。抗病毒谱较窄，除对 A 型流感病毒外，对 B 型流感病毒、风疹病毒、麻疹病毒、流行性腮腺炎病毒及单纯疱疹病毒感染均无效。可用于帕金森病、药物诱发的锥体外系疾患，也用于防治 A 型流感病毒所引起的呼吸道感染。

（1）用法与用量

口服。

①成人：帕金森病：100mg/ 次，2 次 / 日，不超过 200mg/ 日。A 型流感病毒感染：200mg/ 日，1 ～ 2 次 / 日。

②儿童：1 ～ 9 岁，每日 4.4 ～ 8.8mg，1 ～ 2 次 / 日；9 岁～ 12 岁，

100 ～ 200mg/ 日。

（2）注意事项

①脑血管病、末梢性水肿、充血性心力衰竭、精神病、肾功能障碍、胃或十二指肠溃疡患者，哺乳期妇女等慎用。

②帕金森病患者日剂量超过 0.2g 时，疗效不增，毒性增加。

③新生儿和 1 岁以下婴儿禁用本品，5 岁以下儿童不推荐使用。

3. 盐酸金刚乙胺

是盐酸金刚烷胺的衍生物。抗 A 型流感病毒的活性比盐酸金刚烷胺强 4 ～ 10 倍，而对中枢神经的副作用也比较低。对其他型流感病毒仅有微弱作用。用于预防 A 型流感病毒株引起的感染，可补充接种的预防作用，特别推荐用于具有高度危险性的个体，如老年人、免疫缺陷患者以及慢性病患者等。

（1）用法与用量

口服。

①成人及 10 岁以上儿童：每日 0.2g，1 次或分 2 次给药。预防性治疗应持续 4 ～ 6 周。老人肾清除率降低，剂量减至每日 0.1g，分 2 次给药。

② 1 ～ 10 岁儿童：每日 5mg/kg（不超过 150mg），1 次或分 2 次服。

（2）注意事项

①慎用于癫痫或肾衰患者以及老年人。妊娠妇女使用应斟酌利弊。

②本品可随乳汁排出。

③ 1 岁以下婴儿使用本品尚无经验，故不推荐使用。可改变患者的注意力和反应性。

4. α - 干扰素 1b

是动物细胞在受到某些病毒感染后分泌的具有抗病毒功能的宿主特异性蛋白质。能干扰病毒的转录、翻译过程。有提高抗病毒感染和抗增殖效应及免疫调节等多种作用，适用于单纯疱疹、带状疱疹、扁平疣、寻常疣、水痘、鲍温样丘疹病、朗格汉斯细胞病和尖锐湿疣等。

（1）用法与用量

①慢性乙型肝炎：30 ～ 50μg/ 次，隔日 1 次，皮下或肌肉注射，疗程 4 ～ 6 个月。诱导治疗，即在治疗开始时，每天用药 1 次，0.5 ～ 1 个月后改为每周 3 次，到疗程结束。

②慢性丙型肝炎：30 ～ 50μg/ 次，隔日 1 次，皮下或肌肉注射。治

疗 4 ～ 6 个月，有效者可继续治疗至 12 ～ 18 个月。

③慢性粒细胞性白血病：30 ～ 50μg/ 次，每日 1 次，皮下或肌肉注射，连续用药 6 个月以上。缓解后可改为隔日注射。

④尖锐湿疣：10 ～ 30μg/ 次，皮下或肌肉注射；或一次 10μg，疣体下局部注射，隔日 1 次，连续 3 周为 1 个疗程。

⑤儿童上呼吸道感染：6μg/ 次，雾化吸入或肌肉注射。

（2）注意事项

①流感样症状：如发热、头痛、肌肉及关节酸痛等，一般在 3 ～ 5 天内渐渐变重或消失。

②白细胞、血小板下降：注意监测血常规，如有显著减少应将干扰素减量或停用。

③精神神经系统症状：疲劳、无力、嗜睡、缺乏主动性、情感淡漠、抑郁欲自杀等。

④甲状腺功能障碍：T3、T4、TSH 改变，出现损伤性甲状腺炎、甲状腺毒症、甲亢、甲低等。

⑤其他脏器损伤：如诱发和加重胆汁性肝硬化，使 ALT、ALP、GGT 升高。可发生眶下出血、视网膜出血、耳鸣、听力丧失等。

5. 转移因子

细胞免疫促进剂。能获得供体样的特异性和非特异性的细胞免疫功能，促进释放干扰素。不会被胃蛋白酶、胰蛋白酶分解，也不会被胃酸破坏，可以口服。无毒副作用，无过敏反应，无抗原性。起效快，药效持续时间长。可用于带状疱疹、寻常疣、牛痘、尖锐湿疣等。

（1）用法与用量

皮下注射，2ml/ 次，1 ～ 2 周 1 次，慢性病以 1 ～ 3 个月为 1 疗程。对带状疱疹，一般只需注射 1 ～ 3 次即可。

（2）注意事项

局部有酸胀感，个别出现皮疹、皮肤瘙痒、痤疮增多及一过性发热等反应。

6. 磷酸奥司他韦（oseltamivir phosphate）

全碳六元环类的选择性的流感病毒神经氨酸酶抑制剂，是其活性代谢产物的前体，口服后很容易经胃肠道吸收，口服生物利用度可达80%，主要通过干扰病毒从被感染宿主细胞表面的释放来减少病毒传播。临床上用于预防和治疗 A 型和 B 型流感病毒导致的流行性感冒，是预防和治疗流感最有效的药物。

（1）用法与用量

成人和 13 岁以上青少年的推荐口服剂量是每次 75mg，每日 2 次，共 5 日。在流感症状开始的第 1 日或第 2 日（理想状态为 36h 内）就应开始治疗。

（2）注意事项

①尚无证据显示磷酸奥司他韦对甲型流感和乙型流感以外的其他疾病有效；不能取代流感疫苗。

②对 1 岁以下婴幼儿治疗流感的安全性和有效性尚未确定。

③对 13 岁以下儿童预防流感的安全性和有效性尚未确定。

④对使用免疫抑制剂患者治疗和预防流感的安全性和有效性尚不确定；合并慢性心脏或 / 和呼吸道疾病的患者中治疗流感的有效性尚不确定。

⑤肌酐清除率在 10 ～ 30ml/min 的患者，推荐剂量应做调整。不推荐用于肌酐清除率小于 10ml/min 的患者和严重肾功能衰竭需定期进行血液透析和持续腹膜透析的患者。

第三节　ICU 抢救及危重患者常用药

1. 肾上腺素

（1）用法用量

常用量为 1 次 0.25 ～ 1mg，皮下或肌肉注射。

①心跳骤停：将 0.5 ～ 1.0mg，或 0.01 ～ 0.02mg/kg 的肾上腺素用生理盐水 10ml 稀释后静注或左心尖部直接注入，5min 后根据病情可再次用药。

②支气管哮喘：皮下注射 0.25 ～ 0.5mg，必要时可反复注射。

③过敏性疾病：皮下注射或肌肉注射 0.3 ～ 0.5mg（0.1% 注射液 0.3 ～ 0.5ml）。过敏性休克时，0.1 ～ 0.5mg 以生理盐水稀释后缓慢静脉推注或取该品 4 ～ 8mg 加入 500 ～ 1000ml 生理盐水中静脉滴注。

④与局麻药合用：加少量（约 1：500000 ～ 1：200000）于局麻药（普鲁卡因）内，总量不超过 0.3mg。

⑤局部黏膜止血：将纱布浸以该品溶液（1：20000 ～ 1：1000）填塞

出血处。

（2）注意事项

①器质性心脏病、高血压病、冠状动脉病、心源性哮喘、阻塞性心肌病、心律紊乱（尤其是室性心律紊乱）、甲亢及糖尿病患者，以及脑组织挫伤、分娩患者禁用。

②小儿、老年人、器质性脑损害患者及孕妇应慎用。

③注射时必须轮换部位，以免引起组织坏死。长期大量应用该品可致耐药，停药数天后，耐药性消失。

④用于过敏性休克时，应补充血容量，以抵消血管渗透性增加所致的有效血容量不足。

⑤使用该品时必须注意血压、心率与心律变化，多次使用应监测血糖。

⑥复苏时从外周静脉给药，给药后应至少再推注 3 ～ 5ml 生理盐水，以使药液迅速进入血液循环。

2. 利多卡因

（1）用法用量

①成人：

a. 肌肉注射：4.3mg/kg/ 次，60 ～ 90min 后可重复一次。

b. 静脉注射：首次负荷量按 1mg/kg，必要时每 5min 再重复注射 1 ～ 2 次，一小时内最大量不超过 300mg。

c. 静脉滴注：负荷量后可继续以 1 ～ 4mg/min 速度静滴维持；或以 0.015 ～ 0.03mg/kg/min 速度静脉滴注。

②老年人，心力衰竭、心源性休克、肝或肾功能障碍患者应减少用量，以 0.5 ～ 1mg/min 静滴。

③小儿：常用量随个体而异，一次给药最高总量不超过 4.0 ～ 4.5mg/kg。

（2）注意事项

①对本品过敏、充血性心力衰竭、严重心肌受损、心动过缓、预激综合征、肝肾功能障碍、二度及三度房室传导阻滞、有癫痫大发作史、肝功能严重不全及休克患者禁用。

②孕妇、乳母慎用，心、肝功能不全者，应适当减量。

③新生儿用药易引起中毒。老年人应根据耐受程度和需要而调整用量，大于 70 岁患者剂量应减半。

④静注仅限用于抗心律失常。对动脉硬化、血管痉挛、糖尿病患者与手指（趾）的麻醉，不宜加用血管收缩剂（如盐酸肾上腺素）。

⑤用药期间应随时检查血压、心电图及血清电解质。长期用药时应监测血药浓度。

⑥配伍禁忌：碳酸氢钠、苯妥英钠。

3. 纳洛酮

是目前临床应用最广的阿片受体拮抗药，用于解救麻醉镇痛药急性中毒，拮抗麻醉镇病药的残余作用，拮抗新生儿呼吸抑制。

（1）用法用量

①常用剂量：5ug/kg，待 15min 后再肌注 10ug/kg。

②解救急性乙醇中毒：静注纳洛酮 0.4 ～ 0.6mg，可使患者清醒。

③对疑为麻醉镇痛药成瘾者，静注 0.2 ～ 0.4mg 可激发戒断症状，有诊断价值。

（2）注意事项

①应用纳洛酮拮抗大剂量麻醉镇痛药后，可产生高度兴奋，表现为血压升高，心率增快，心律失常，甚至肺水肿和心室颤动。

②由于此药作用持续时间短，用药需注意维持药效。

③心功能不全和高血压患者慎用。

4. 多巴胺

（1）用法用量

①低浓度 1 ～ 3ug/kg/min，产生利尿效果，扩张肾血管。

②中浓度 2 ～ 10 ug/kg/min，心率加快，升压作用。

③高浓度＞ 10 ug/kg/min，外周血管收缩作用。

（2）注意事项

①应用多巴胺治疗前必须先纠正低血容量。

②选用粗大的静脉做静注或静滴，以防药液外溢及产生组织坏死。如确已发生液体外溢，可用 5 ～ 10mg 酚妥拉明稀释溶液在注射部位做浸润。

③静滴时应根据血压、心率、尿量、外周血管灌流情况控制滴速。休克纠正时即减慢滴速。如在滴注多巴胺时血压继续下降或经调整剂量仍持续低血压，应停用多巴胺，改用作用更强的血管收缩药。

④不可与血制品用同一静脉通路。不能与碱性药物合用。

5. 多巴酚丁胺

（1）用法用量

临床用于治疗器质性心脏病心肌收缩力下降引起的心力衰竭、心肌梗死所致的心源性休克及术后低血压。

①将多巴酚丁胺加入 5% 葡萄糖注射液或 0.9% 氯化钠注射液中稀释后，以 2.5 ～ 10ug/ kg /min 的滴速给予。

②用 15ug/ kg /min 以下的剂量时，心率和外周血管阻力基本无变化。

（2）注意事项

①多巴酚丁胺能加快房室传导，加速心室率，室性心律失常可能加重；心房颤动如须用本品，应先给予洋地黄类药。

②严重的机械梗阻，如重度主动脉瓣狭窄，多巴酚丁胺可能无效。

③心肌梗死后，使用大量本品可能使心肌耗氧量增加而加重缺血。

④用药期间应定时或连续监测心电图、血压、心排血量，必要时监测肺楔嵌压。

⑤与下列药物无明显配伍禁忌：速尿、吗啡、肝素、利多卡因、氯化钾等。

6. 氨力农

是一种新型的非苷、非儿茶酚胺类强心药，兼有正性肌力作用和血管扩张作用，能增加肌收缩力，增加心排血量，降低心脏前、后负荷，降低左心室充盈压，改善左心室功能，增加心脏指数。

（1）用法用量

①口服，每次 100 ～ 200mg，每 8h 1 次。

②静脉注射，按 0.5 ～ 1mg/kg 给予，一般为 50mg 溶于生理盐水 20ml 中稀释后静脉推注。隔 5 ～ 10min 后，以 150mg 溶于生理盐水 250ml 中静脉滴注。滴速为 5 ～ 10ug/kg/min。

（2）注意事项

①本品可能减少冠脉血流量，引起心肌缺血和心律失常，因此，急性心肌梗死或其他急性心肌缺血综合征而不伴有心力衰竭者，不宜使用本品。

②对本品和亚硫酸氢盐过敏的患者，严重低血压、严重主动脉瓣或肺动脉瓣疾患患者禁用。

③对原有肝、肾功能严重减退者，孕妇，哺乳期妇女，小儿慎用。

④治疗期间，应严密观察心率、血压、电解质等变化，如应用大剂量时，应密切注意不良反应。长期口服应定期检测血小板及肝肾功能。

⑤此外，本品的静脉注射液不能用含有右旋糖酐或葡萄糖的溶液稀释，与速尿混用可产生沉淀。

7. 甲基强的松龙（甲强龙）

抗炎作用较强，对钠潴留作用微弱，作用同泼尼松。

（1）用法用量

①静注：每次 40 ～ 80mg，每日 1 次，重症病人可用 30mg/kg。器官移植排异反应（特别是肾移植）可在 24 ～ 48h 内静脉给药 0.2 ～ 2g，直至病情稳定。

②儿童用量：1 ～ 2mg/kg/日。

（2）注意事项

①短时间内静脉注射大剂量甲强龙（＜ 10min 的时间给予＞ 500mg）可引起心律失常、循环性虚脱或心跳停搏。

②用药前后监测血压，5 ～ 10min 一次或遵医嘱。

③应尽可能将甲强龙与其他药物分开给药，单独排管道。

④水钠潴留较泼尼松少。偶可诱发感染、消化性溃疡、血糖升高、精神异常、满月脸、多毛症等。

8. 硝普钠

本品为一种速效和短时作用的血管扩张药。对动脉和静脉平滑肌均有直接扩张作用。

（1）用法用量

①成人：静脉滴注，开始按 0.5ug/kg/min，根据治疗反应以 0.5ug/kg/min 递增，常用剂量为 3ug/kg/min，极量为 10ug/kg/min。总量为 3.5mg/kg。

②小儿：静脉滴注按 1.4ug/kg/min，根据效应逐渐调整用量。

（2）注意事项

①肾功能不全者，须测定血浆中氰化物或硫氰酸盐，保持硫氰酸盐不超过 100ug/ml，氰化物不超过 3umol/ml。

②下列情况慎用：脑血管或冠状动脉供血不足、脑病或其他颅内压增高，肝、肾功能不全，甲状腺功能过低，肺功能不全，维生素 B_{12} 缺乏。

③本品不可静脉注射，应缓慢静滴或使用微量输液泵。

④在用药期间，应经常监测血压，急性心肌梗死患者使用本品时须监测肺动脉舒张压。药液有局部刺激性，谨防外渗。

⑤如静脉滴注已达 10ug/kg/min，经 10min 降压仍不满意，应考虑停用本品。

⑥左心衰竭伴低血压时，应用本品须同时加用心肌正性肌力药如多巴胺或多巴酚丁胺。

⑦偶尔出现耐药性，视为氰化物中毒先兆，减慢滴速即可消失。

9. 10% 葡萄糖酸钙（10%GS-Ca）

用于治疗钙缺乏，急性血钙过低、碱中毒及甲状旁腺功能低下所致的手足搐溺症，过敏性疾患，以及镁、氟中毒时的解救，亦可用于心脏复苏（如高血钾、低血钙或钙通道阻滞引起的心功能异常的急救）。

（1）用法用量

常用量为 2ml/kg。

（2）注意事项

①可致心动过缓或心跳停止。

②药液外渗可造成强烈刺激，静脉注射切勿漏至血管外，以免引起局部组织坏死。

③推药前后都应观察病人的生命体征，及时发现问题及时处理。

④与强心甙类药物须间隔 4～6h。

（3）配伍禁忌

甲强龙、罗氏芬、罗噻嗪、多巴胺、多巴酚丁胺、脂肪乳、镁盐。

10. 强心甙

强心甙是一类加强心肌收缩力的药物，又称正性肌力药。临床上用于治疗心肌收缩力严重损害时引起的充血性心力衰竭。

（1）用法用量

①长效——西地兰：饱和量: 2 岁以下，0.04mg/kg；2 岁以上，0.03mg/kg；首剂为饱和量的 1/3～1/2。

②中效——地高辛：治疗心衰的首选药。饱和量: 2 岁以下，0.06～0.08mg/kg；2 岁以上，0.04～0.06mg/kg。维持量为饱和量的 1/4。

③短效——毒毛旋花甙 K : 0.007～0.01ug/kg/ 次。

（2）注意事项

①使用时分两个步骤：先给予全效量以获得全效（洋地黄化），而后给予维持量，补充排泄量以维持疗效。

②强心甙的安全范围小，中毒发生率高，所以用尽可能小的剂量纠正心率，并做药物浓度监测。

③心脏反应是强心甙中毒的危险症状。可出现各种类型的心律失常，如室早、二联律、三联律、房性或室性心动过速。当心率由快变慢或由慢变快，心律突然由规则变为不规则或由不规则变为有一定规律性时，应警惕中毒的可能。

④中毒的防治：停药、补钾、停用排钾利尿剂，维持血钾水平。阵发性室速，首选苯妥英钠。室性心律失常用利多卡因 1 ～ 2mg/kg。

第四节　常用麻醉、镇静药

1. 安定

又名地西泮，是苯二氮卓类精神药物，具有抗焦虑、抗癫痫、镇静、松弛骨骼肌肉的作用。

（1）用法用量

①成人：抗焦虑：一次 2.5 ～ 10mg，一日 2 ～ 4 次。镇静：一次 2.5 ～ 5mg，一日 3 次。催眠：5 ～ 10mg 睡前服。急性酒精戒断：首日一次 10mg，一日 3 ～ 4 次，以后按需要减少到一次 5mg，每日 3 ～ 4 次。

②小儿：6 个月以下禁用。6 个月以上，一次 1 ～ 2.5mg 或按体重 40 ～ 200ug/kg 或按体表面积 1.17 ～ 6mg/m²，最大剂量不超过 10mg。

（2）注意事项

①肌注宜深注并注意抽回血，避免误入静脉。

②本品在液体中会沉淀及附着于塑料袋或注射液的瓶壁上，不宜静脉滴注。

③静脉注射应以 0.9% 氯化钠注射液或 5% 的葡萄糖注射液稀释为 80ug/ml 的浓度，成人以 < 5mg/min、小儿以 < 0.08mg/kg/min 的速度缓注。注射太快，可引起心血管或呼吸抑制，尤其是老年人、衰弱、肺活量小者，可能出现呼吸或心跳骤停。

④注射后 3h 内宜静卧。防止外渗引起坏死。

⑤做静脉注射后，应监护患者数小时。避免长期大量使用而成瘾，如长期使用应逐渐减量，不宜骤停。

2. 10% 水合氯醛

较大剂量有抗惊厥作用，可用于小儿高热、破伤风及子痫引起的惊厥。大剂量可引起昏迷和麻醉。

（1）用法用量

①成人常用量：催眠：睡前一次口服 10% 溶液 5 ～ 15ml，灌肠宜将 10% 的溶液再稀释 1 ～ 2 倍灌入。镇静：一次 15 ～ 20ml，一日 3 次。癫痫持续状态：常用 10% 溶液 20 ～ 30ml，稀释 1 ～ 2 倍后一次灌肠，最

大限量一次 2g。

②小儿常用量：催眠：一次 50mg/kg 或 0.5ml/kg，一次最大限量为 1g。

（2）注意事项

①对胃黏膜有较强的刺激作用，服用时应用水送服，以免引起恶心、呕吐。胃炎、胃溃疡患者禁服。

②遇碱性溶液分解，不应与碱性药同服。大剂量可影响循环系统功能。

③久服可产生耐药性、成瘾性，不宜连续给药。可引起心率减慢，血压下降，抑制呼吸等副作用。

④因对它的敏感性个体差异较大，剂量上应注意个体化。在妊娠期经常服用，新生儿可产生撤药综合征。本品能分泌入乳汁，可致婴儿镇静。

3. 鲁米那（苯巴比妥钠）

（1）用法用量

镇静：5mg/kg。催眠：6～7mg/kg。癫痫解痉：8～10mg/kg。

（2）注意事项

①用药后可出现头晕、困倦等后遗效应，久用可产生耐受性及成瘾性。多次连用应警惕蓄积中毒。

②少数病人可出现皮疹、药物性发热、剥脱性皮炎等过敏反应。

③长期用于治疗癫痫时不可突然停药，以免引起癫痫发作，甚至出现癫痫持续状态。

④一般应用 5～10 倍催眠量时，可引起中度中毒，10～15 倍则引起重度中毒，血药浓度高于 8～10mg/100ml 时，有生命危险。

⑤严重肺功能不全（如肺气肿）、支气管哮喘及颅脑损伤呼吸中枢受抑制者慎用或禁用；肝肾功能不良者慎用，肝硬化或肝功能严重障碍者禁用。

4. 咪唑安定

具有作用迅速、副作用少、排泄快、无蓄积作用、无残留效应、安全限宽、临床用途广和治疗指数高等特性。

（1）用法用量

①口服：7.5～15mg，睡前服用。

②肌注：术前 30min，10～15mg。

③静注：术前准备，2.5～5mg。麻醉诱导，5～10mg。

（2）注意事项

①注射后会出现疼痛、触痛和血栓性静脉炎。个别患者可出现遗忘

现象，少数可成瘾，麻醉诱导时少见呃逆、恶心、呕吐及咳嗽。

②静脉负荷量注射时间不少于 20 ～ 30s。

（3）配伍禁忌

不能与碱性注射液混合，在 NaHCO$_3$ 中可沉淀。不能用 5%GS 稀释。

5. 阿普唑仑

为苯二氮卓类催眠镇静药和抗焦虑药。主要用于抗焦虑，在用苯二氮卓类药治疗焦虑伴有抑郁时，本品可作为辅助用药，也可作为抗恐惧药，并能做催眠用。

（1）用法用量

①成人：

a. 抗焦虑，开始 1 次 0.4mg，每日 3 次，用量按需递增，最大限量每日可达 4mg。

b. 镇静催眠，0.4 ～ 0.8mg，睡前服，老年和体弱者开始用小量，一次 0.2mg，每日 3 次，逐渐递增至最大耐受量。

c. 抗恐惧，0.4mg，每日 3 次，需要时逐渐增加剂量，每日最大量可达 10mg。

②儿童：18 岁以下，用量尚未确定。

（2）注意事项

①与易成瘾或其他可能成瘾药合用时，成瘾的危险性增加。

②饮酒及与全麻药、可乐定、镇痛药等合用时，可彼此相互增效。阿片类镇痛药的用量至少应减至 1/3。

③与抗高血压药或利尿降压药合用时，可使本类药的降压效果增加。

④与钙离子通道拮抗药合用时，可能使低血压加重。

6. 吗啡

精神科药物，对一切疼痛均有效，通过模拟内源性抗痛物质脑啡肽的作用，激动中枢神经阿片受体而产生镇痛作用。对持续性钝痛效果强于间断性锐痛和内脏绞痛，还可改善疼痛患者的紧张情绪。临床可短期用于其他镇痛药无效的急性剧痛，如手术、创伤、烧伤、晚期癌症患者的三阶梯止痛。还用于血压正常的心肌梗死患者，麻醉和手术前给药，使患者安静并进入嗜睡状态。

（1）用法用量

①成人口服给药：

a. 首次用药和无耐受性病例，常用量为 5 ～ 15mg/ 次, 15 ～ 60mg/ 日。

极量为 30mg/ 次，100mg/ 日。

b. 重度癌痛应按时按需口服，逐渐增量，个体化给药。首次剂量范围较大，3 ～ 6 次 / 日。

c. 缓释片和控释片应根据癌痛的严重程度、年龄及服用镇痛药史来决定，个体差异较大，首次用药者一般 10mg 或 20mg，每 12h 1 次，根据镇痛效果调整用药剂量。

②成人皮下注射：常用量为 5 ～ 15mg/ 次，15 ～ 40mg/ 日。极量为 20mg/ 次，60mg/ 日。

③成人静脉注射：镇痛的常用量为 5 ～ 10mg/ 次，对于重度癌痛首次剂量范围可较大，3 ～ 6 次 / 日。

④成人硬膜外注射：极量为 5mg/ 次，若在胸段硬膜外用药减为 2 ～ 3mg/ 次。

⑤成人蛛网膜下腔注射：单次 0.1 ～ 0.3mg，不重复给药。

（2）注意事项

①可抑制呼吸中枢，降低呼吸中枢对二氧化碳的敏感性，过大剂量可导致呼吸衰竭而死亡。儿童、老人体内清除缓慢、半衰期长，易引起呼吸抑制。

②本药能透过胎盘屏障影响胎儿，并可造成胎儿药物依赖，出现戒断症状。

③用于内脏绞痛时，如胆、肾绞痛，应与解痉药阿托品联合使用，疗程宜短。

④停用单胺氧化酶抑制剂 2 ～ 3 周后，才可应用本药。

⑤不得与氯丙嗪、异丙嗪、氨茶碱、巴比妥类、苯妥英钠、碳酸氢钠、肝素钠、哌替啶、磺胺嘧啶等药物混合注射。

⑥硬膜外和鞘内注射本药时，应严密监测呼吸和循环功能。

⑦本药急性中毒的主要症状为昏迷、呼吸抑制、瞳孔极度缩小、血压下降、紫绀、尿少、体温下降、皮肤湿冷、肌无力，最终可致休克、循环衰竭、瞳孔散大及死亡。对本药毒性作用的敏感性个体差异较大。

7. 哌替啶

即杜冷丁，合成镇痛药，对人体的作用机理与吗啡相似，但镇痛、麻醉作用较小，仅相当于吗啡的 1/10 ～ 1/8，作用时间维持 2 ～ 4h 左右。主要作用于中枢神经系统，对心血管、平滑肌亦有一定影响。毒副作用也相应较小，对呼吸系统的抑制作用较弱，一般不会出现呼吸困难及过量使用等问题。临床常用于各种剧痛的止痛，心源性哮喘，麻醉前给药，与氯丙嗪、异丙嗪等合用进行人工冬眠等。

（1）用法和用量

①口服：每次 50～100mg。极量：每次 150mg，每日 600mg。

②肌肉注射：每次 25～100mg。极量：每次 150mg，每日 600mg。2 次用药间隔不宜少于 4h。

（2）注意事项

①成瘾性比吗啡轻，但连续应用亦会成瘾。

②不良反应有眩晕、头痛、出汗、口干、恶心、呕吐等。过量可致瞳孔散大、惊厥、幻觉、心动过速、血压下降、呼吸抑制、昏迷等。

③不宜皮下注射，因对局部有刺激性。

④儿童慎用。1 岁以内小儿一般不应静注本品或进行人工冬眠。

⑤不宜与异丙嗪多次合用，可致呼吸抑制、休克等不良反应。其他禁忌证同吗啡。

第五节　特异性解毒药

1. 碘解磷定

有机磷酸酯类杀虫剂解毒药。在体内能与磷酰化胆碱酯酶中的磷酰基结合，而将其中的胆碱酯酶游离，恢复其水解乙酰胆碱的活性。但仅对形成不久的磷酰化胆碱酯酶有效，已"老化"的酶的活性难以恢复，所以用药越早越好。作用特点是消除肌肉震颤、痉挛作用快，但对消除流涎、出汗现象作用差。碘解磷定等尚能与血中有机磷酸酯类直接结合，成为无毒物质由尿排出。

（1）用法用量：只能静脉注射或静脉滴注用。

①轻度中毒：成人 0.4g/ 次，必要时 2～4 小时重复 1 次。小儿 1 次 15mg/kg。

②中度中毒：成人首次 0.8～1.2g，以后每 2h 给 0.4～0.8g，共 2～3 次；或以静滴给药维持，每 1h 给 0.4g，共 4～6 次。小儿 1 次 20～30mg/kg。

③重度中毒：成人首次用 1～1.2g，如无效，30min 后可再给 0.8～1.2g，以后每小时 0.4g/ 次。小儿 1 次 30mg/kg。

（2）注意事项

①可引起咽痛及腮腺肿大，注射过速可引起眩晕、视力模糊、恶心、呕吐、心动过缓，严重者可发生阵挛性抽搐甚至抑制呼吸中枢。

②在体内迅速被分解而维持时间短（仅 1.5 ～ 2h），故根据病情必须反复给药。

③在碱性溶液中易水解为氰化物，故忌与碱性药物配伍。

④粉剂较难溶，溶时可加温（40℃～ 50℃）或振摇。应避光贮存。

2. 乙酰胺

又名解氟灵。氟乙酰胺（一种有机氟杀虫农药）中毒的解毒剂，具有延长中毒潜伏期、减轻发病症状或制止发病的作用。其解毒机制可能是竞夺某些酶（如酰胺酶），使其不产生氟乙酸，从而消除氟乙酸对机体三羧酸循环的毒性作用。

（1）用法和用量

肌注，每次 2.5 ～ 5g，2 ～ 4 次 / 日；或 0.1 ～ 0.3g/kg/ 日，分 2 ～ 4 次注射。一般连续注射 5 ～ 7 日。严重病例每次可用至 10g。

（2）注意事项

①所有氯乙酰胺中毒患者，包括可疑中毒者，都应及时给予本品，尤其在早期，应给予足量，危重病例一次可给予 5.0 ～ 10g。

②本品 pH 低，刺激性较大，注射可引起局部疼痛，故一次量（2.5 ～ 5g）需加普鲁卡因 20 ～ 40mg 混合注射以减轻疼痛。

③与解痉药、半胱氨酸合用，效果较好。

3. 亚甲蓝

氰化物中毒解毒药。静脉注射高浓度亚甲蓝后，血红蛋白被氧化成高铁血红蛋白，与细胞色素氧化酶争夺氰离子，形成氰化高铁血红蛋白，而恢复细胞色素氧化酶的活性，再注射硫代硫酸钠，使氰离子变成无毒的硫氰酸盐而排出。低浓度亚甲蓝可加速高铁血红蛋白还原为氧合血红蛋白，而恢复氧合血红蛋白的携氧功能。临床用于亚硝酸盐、硝酸盐、苯胺、硝基苯、三硝基甲苯等引起的高铁血红蛋白血症。对血红蛋白 M 病伴有高铁血红蛋白血症无效。对急性氰化物中毒，能暂时延迟其毒性。

（1）用法用量

静脉注射。

①高铁血红蛋白血症：每次 1 ～ 2mg/kg，稀释后于 10 ～ 15min 内

缓慢静脉注射，如 1 ～ 2h 未见好转或有反复，可于 2h 后重复一次全量或半量，或延长给药时间，用至紫绀基本消退。

②氰化物中毒：每次 5 ～ 10mg/kg，稀释后缓慢静注，随后立即静注硫代硫酸钠。

（2）注意事项

①一般认为亚甲蓝治疗氰化物中毒疗效远低于亚硝酸钠，同时体内形成大量高铁血红蛋白，可加重患者缺氧使病情加重。

②不能皮下、肌肉或鞘内注射，前者引起坏死，后者引起瘫痪。

③ 6- 磷酸 - 葡萄糖脱氢酶缺乏患者和小儿应用本品剂量过大可引起溶血。

④对肾功能不全患者应慎用。

4. 纳洛酮

纯粹的阿片受体拮抗药。能竞争性拮抗各类阿片受体，对 μ 受体有很强的亲和力，同时逆转阿片受体激动药所有作用。另外还具有与拮抗阿片受体不相关的回苏作用，可迅速逆转阿片镇痛药引起的呼吸抑制，使心血管功能亢进。本品尚有抗休克作用，不产生吗啡样的依赖性、戒断症状和呼吸抑制。临床常用于解救麻醉性镇痛药急性中毒、拮抗麻醉性镇痛药的残余作用、解救急性乙醇中毒、诊断麻醉性镇痛药成瘾者、促醒作用。

（1）用法用量

①常用剂量：纳洛酮 5ug/kg，待 15min 后再肌注 10ug/kg，或先给负荷量：1.5 ～ 3.5ug/kg，以 3ug/kg/h 维持。

②脱瘾治疗：肌肉注射或静脉注射，每次 0.4 ～ 0.8mg。在用美沙酮戒除过程中，可试用小剂量美沙酮（5 ～ 10mg/ 日），每半小时给纳络酮 1.2mg，为时数小时（3 ～ 6h），然后换用纳络酮，每周使用 3 次即可达到戒除目的。

③解救急性乙醇中毒：静脉注射纳洛酮 0.4 ～ 0.6mg，可使患者清醒。

（2）注意事项

①应用本药后，由于痛觉恢复，可产生高度兴奋。表现为血压升高、心率增快、心律失常，甚至肺水肿和心室颤动。

②作用持续时间短，用药需注意维持药效。

③心功能不全和高血压患者慎用。

5. 二巯基丙磺酸钠

具有 2 个活性巯基，能与一些金属形成较稳定的络合物，能竞争性与金属离子结合，所形成的络合物稳定、毒性低，经尿和胆汁排出而解毒。临床用于治疗汞、砷、铋、铬等中毒和路易氏剂中毒。

（1）用法用量

①急性中毒：静脉注射 5mg/kg/ 次，每 4 ～ 5h 1 次。第 2 日起每日 2 ～ 3 次，以后每日 1 ～ 2 次。7 日为 1 疗程。

②慢性中毒：静脉注射 2.5 ～ 5mg/kg/ 次，每日 1 次，用药 3 日停 4 日为 1 疗程，一般 3 ～ 5 疗程。

（2）注意事项

①药物不良反应少见，静脉注射速度较快时可引起恶心、呕吐、头晕、面色苍白、口唇发麻、心跳加快等。

②个别病例有过敏反应，如皮疹、寒战、发热、剥脱性皮炎或过敏性休克等。

③静脉注射速度要慢，5min 以上注射完毕。

附录一

中医"急救三宝"

中医"急救三宝"：安宫牛黄丸、紫雪丹、至宝丹。

安宫牛黄丸出自清代吴瑭的《温病条辨》，由牛黄、犀角、麝香、黄连、黄芩、生栀子、朱砂、珍珠、冰片、明雄黄、郁金组成。中医认为，心在人体内犹如君主，心包则是心的"宫殿"。"安宫"形容服药后能使心"安居其宫"。

紫雪丹在三宝中历史最悠久，因为外观如"霜雪紫色"，且药性大寒、冷若霜雪，故得名紫雪丹。由石膏、寒水石、滑石、犀角、羚羊角、木香、沉香、元参、升麻、甘草、丁香、朴硝、硝石、麝香及朱砂等组成。

至宝丹集众多名贵药材于一身，疗效卓著，得到它的人如获至宝，故此得名。该方初见于《灵苑方》。至宝丹的古方原先不仅有麝香、犀角、琥珀等昂贵药材，还有金银箔各50片，旨在加强药方中琥珀、朱砂的镇惊安神之效。

"急救三宝"主要治疗感染性和传染性疾病，是清热开窍的代表性药物。故又名"温病三宝"。但三者药性不同，安宫牛黄丸最凉，其次是紫雪丹，再次是至宝丹。安宫牛黄丸适于高烧不退、神志昏迷、"稀里糊涂"的患者，中医辨证属热闭心包者，西医诊断的流行性乙型脑炎、流行性脑脊髓膜炎、急性脑血管病、肝昏迷、中风、呼吸系统疾病、小儿高热惊厥以及感染或中毒引起的高热、神昏等，都能使用安宫牛黄丸。紫雪丹适于伴有惊厥、烦躁、手脚抽搐，常发出响声的患者。至宝丹适用于西医诊断的流行型乙型脑炎、流行性脑脊髓膜炎、冠心病、心绞痛、尿毒症、中暑、癫痫等，中医辨证属痰热内闭心包者。对昏迷伴发热、神志不清、"不声不响"的患者更适用。综合这些特点，中医口口相传的使用诀窍就成了"乒乒乓乓紫雪丹，不声不响至宝丹，稀里糊涂牛黄丸"。

临床应用注意事项：

首先，中医用药讲究辨证施治、对证用药，否则救命药可能变成"毒药"。"温病三宝"都是大凉之药，体虚的人服用可能救命不成反丧命，所以不可擅自使用。

其次，服用"三宝"时有很多禁忌，如只能短期用；服药期间不宜食用辛辣、油腻、荤腥之物，孕妇禁用；对体虚但必须用的患者来说，则要注意送服方法，需在医生指导下进行。

附录二

持续静脉滴注药物表

药物	规格		单次用量	持续输入	配制	备注
	mg	ml				
多巴胺	20	2		1～20ug/kg/min	6×kg=mg数，加入100ml中	1ml/h=1ug/kg/min
多巴酚丁胺	20	2		1～20ug/kg/min	同1	同1
氨立农	50	5	负荷量：0.75mg/kg	1～10ug/kg/min 新生儿：3～5ug/kg/min	用生理盐水（NS）稀释	
米力农	5	5	负荷量：25～75ug/kg	0.25～1ug/kg/min	0.6×kg=mg数，加入100ml中	1ml/h=0.1ug/kg/min
酚妥拉明	10	1	0.5～1mg/kg/次，q8h/q6h	1～20ug/kg/min	同1	同1
硝普钠	50			1～8 ug/kg/min	同1	同1
硝酸甘油	5	1		0.05～2ug/kg/min		
肾上腺素	1	1	0.01～0.1mg/kg	0.05～2ug/kg/min	0.6×kg=mg数，加入100ml中	1ml/h=0.1ug/kg/min
去甲肾上腺素	1	1		0.1～2ug/kg/min	0.6×kg=mg数，加入100ml中	1ml/h=0.1ug/kg/min
利多卡因	200	5	1mg/kg/次，q10min，重复3次	20～50ug/kg/min	60×kg=mg数，加入100ml中	1ml/h=10ug/kg/min 治疗范围：4.5～21umol/L
咪唑安定	5	1	负荷量(mg/kg)：新生儿：0.05 儿童：0.05～1	新生儿：0.5ug/kg/min 儿童：0.2～0.3ug/kg/min 或0.5～6ug/kg/min	心脏手术，休克和脑膜炎球菌感染时慎用	拮抗药：安易醒0.01～0.025mg/kg

药物	规格		单次用量	持续输入	配制	备注
	mg	ml				
鲁米那	250	1	10～20mg/kg	维持：5mg/kg/d,bid	治疗浓度：19～28ug/ml,中毒：50ug/ml	
安定	10	2	0.3～0.5mg/kg/次			静脉推注 呼吸抑制作用
氯胺酮	100	1	1mg/kg, iv	1～2mg/kg/h或20～40ug/kg/min		
硫喷妥钠	500		4～8mg/kg/次	1～5mg/kg/h	Ph10临时配制2.5%溶液	
万可松	4	1	0.01～0.02mg/kg	0.8～1.4ug/kg/min		禁与硫喷妥钠共用，拮抗剂：新斯的明
吗啡	10	1	0.1～0.2mg/kg, iv	10～40ug/kg/h	拮抗剂：纳洛酮0.01～0.1mg/kg, iv	
芬太尼			1～2ug/kg	1～4ug/kg/h		
氨茶碱	250		5～9mg/kg, iv	0.8～1mg/kg/h		
肝素	12500U	1	DIC：5～10U/kg/h;CVVH负荷量：25～50U/kg，维持：5～15U/kg/h		拮抗剂：鱼精蛋白（2mg/支），1mg对100U肝素，4～8ng/kg/min	
尼莫通	10	50	开始2h：15ug/kg/h, iv	以后：15～45ug/kg/h		
纳洛酮	0.4	1	0.01～0.1mg/kg, iv	0.01mg/kg/h, iv	最大：0.1mg/kg/次	
胰高血糖素	1U		0.2U/kg	0.005～0.1U/kg/h		1U=1mg
胰岛素	40U	10	负荷量0.1U/kg	0.05～0.1U/kg/h		根据血糖调整剂量
654－Ⅱ	10	1	1～2mg/kg	1～10ug/kg/min		

续表

药物	规格 mg	规格 ml	单次用量	持续输入	配制	备注
速尿	20	1	1~3mg/kg	0.1~1 mg/kg/h		
前列腺素E1				新生儿扩肺血管：0.01~0.1ug/kg/min，NS稀释		
洛贝林	10	1	0.5mg/kg/次	持续：10mg加入50~100ml液体		
10%NaCl		100			稀释成3%溶液	1ml=1.7mmol Na
5%NaHCO$_3$		10			稀释成：1.4%溶液	1ml=0.5mmol Na
15%KCl		10	2~4mmol/kg/d	最高速度：0.5mmol/kg/h	稀释成：0.15%~0.3%溶液	1ml=2mmol K
胺碘酮	150	3	2.5~5mg/kg，iv；10~15mg/kg/d，po，5~7日	5~15ug/kg/min，iv；3~5mg/kg，po		
善宁	0.1	1	0.05mg 皮下注射 q8~12h			生长抑素
乌司他丁	2.5万U，5万U，10万U		10万U入500mlGS/NS（1~2h），1~3次/日			蛋白酶抑制剂，用于胰腺炎
洛赛克	40		20~40mg/次，qd			抑酸药，防治溃疡

附录三

儿科临床常用药物剂量表

药品名	用量
甘露醇	年长儿，3～5ml/kg/次；新生儿，3ml/kg/次
碳酸氢钠（SB）	5ml/kg；新生儿，2～3ml/kg
阿奇霉素	10mg/kg/日
头孢类抗生素	50～100mg/kg/日
抗病毒药物	5～10mg/kg/次
非那根	1mg/kg/次
安定（地西泮）	肌注，0.3～0.5mg/kg/次；静推，0.1～0.3mg/kg/次
阿托品	0.02～0.03mg/kg/次
地塞米松	0.1～0.3mg/kg/日
氨茶碱	2～4mg/kg/次
胞二磷胆碱	足月的可以用0.25g/次或0.125g/次
鲁米那	镇静，5mg/kg/次；催眠，6～7mg/kg/次；癫痫解痉，8～10mg/kg/次
速尿	1mg/kg/日
东莨菪碱	7～10ug/kg/日
多巴胺	5～10ug/kg/分
多巴酚丁胺	2.5～10ug/分
25%硫酸镁	0.3ml/kg/日
654-2	0.1～0.3mg/kg；抗休克，0.5mg/kg
丙戊酸钠	3～40mg/kg/日
10%GS-GA	2ml/kg/日，最大不超过10ml
西米替丁	20～40mg/kg/日
胃复安	0.2～0.3mg/kg/日

续表

药品名	用量
扑尔敏	0.35mg/kg/日
地高辛	2岁以下，0.05～0.06mg/kg；2岁以上，0.03～0.05mg/kg
赖氨匹林	20mg/kg/次
止血敏	0.125～0.25/kg/次
安络血	<5岁，1.25～2.5mg/kg/次，tid；>5岁，2.5～5mg/kg/次，tid
洛贝林	1～3mg/kg/次 iv或im
可拉明	6个月，0.075g/次；1岁，0.125g/次；4～7岁，0.175g/次；>7岁，0.25～0.5g/次
肾上腺素	0.1ml/kg/次
双嘧达莫	5mg/kg/次，tid
卡托普利	0.5～5mg/kg/日，分3次
颠茄合剂	0.2ml/kg/次，tid
白蛋白	1g/kg/日
706代血浆	60～80ml/kg/日
新鲜血浆	5～10ml/kg/日
多潘立酮	0.2～0.3mg/kg/次

附录四

儿科临床常用体征参考标准

项目	参考范围		
心率（次/分）	新生儿：120～140 ＜1岁：110～130 2～3岁：100～120 4～7岁：80～100		
呼吸（次/分）	新生儿：40～45 ＜1岁：30～40 2～3岁：25～30 4～7岁：20～25		
血压（mmHg）	计算方法	收缩压=80+年龄×2 舒张压=2/3收缩压	
	高血压标准（mmHg）	学龄前：＞110/70 学龄期：＞120/80 ≥13岁：＞140/90	
心胸比率	＜1岁：＜0.6 1～6岁：＜0.55 ＞6岁：＜0.5		
心脏横（cm）	＜1岁：＜8 1～3岁：＜9 3～7岁：＜10 8～13岁：＜11		
尿量	正常：1～3ml/kg/h 少尿：＜1ml/kg/h 无尿：＜0.5ml/kg/h		
每日尿量（ml）	正常每日尿量=（年龄-1）×100+400 婴儿：400～500 幼儿：500～600 学龄前：600～800 学龄期：800～1400		
头围	出生：34cm 6月：43cm 1岁：46cm 2岁：48cm 5岁：50cm		

续表

<table>
<tr><th>项目</th><th colspan="2">参考范围</th></tr>
<tr><td>胸围（cm）</td><td colspan="2">出生：32
1岁：=头围
＞1岁：=头围+岁数-1</td></tr>
<tr><td>腹围（cm）</td><td colspan="2">＜2岁：=胸围
＞2岁：＜胸围</td></tr>
<tr><td>身长（cm）</td><td colspan="2">出生：50
3月：60～61
1岁：75
2～12岁：=岁数×7+70</td></tr>
<tr><td>体重（kg）</td><td colspan="2">1～6月=出生体重+月龄×0.7
7～12月=6+月龄×0.25
≥2岁：岁数×2+8</td></tr>
<tr><td>骨缝、囟门闭合情况</td><td colspan="2">前囟：1.5岁前闭合
后囟：6～8周前闭合
骨缝：3～4月前闭合</td></tr>
<tr><td>腕部骨化中心数</td><td colspan="2">1～9岁=年龄+1</td></tr>
<tr><td>出牙</td><td colspan="2">4～10月萌出（＞12月未萌出为异常），最迟2.5岁前出齐
＜2岁：乳牙数目=月龄-（4～6）</td></tr>
<tr><td>体表面积（m^2）</td><td colspan="2">＜30公斤小儿体表面积=公斤体重×0.035+0.1
＞30公斤小儿体表面积=（公斤体重-30）×0.02+1.05</td></tr>
<tr><td>颅内压增高标准</td><td colspan="2">新生儿：＞80mmH_2O
婴幼儿：＞100mmH_2O
大于3岁：＞200mmH_2O</td></tr>
<tr><td rowspan="2">肝脏大小</td><td>正常</td><td>＜1岁：肋下2cm内
1～4岁：肋下1cm内
＞7岁：肋下不能扪及</td></tr>
<tr><td>异常</td><td>轻度肿大：肝脏下缘在剑突与脐连线中点水平线以上
中度肿大：肝脏下缘在剑突与脐连线中点水平线以下，但未超过脐水平
重度肿大：肝脏下缘超过脐水平</td></tr>
<tr><td rowspan="2">脾大分度</td><td>正常</td><td>一般肋下不能扪及（10%的1岁以内小儿肋下恰及）</td></tr>
<tr><td>异常</td><td>轻度：深吸气时，脾缘不超过肋下2cm
中度：深吸气时，脾缘超过肋下2cm至脐水平线内
重度：深吸气时，脾缘超过脐水平线或前正中线</td></tr>
<tr><td>心脏杂音</td><td colspan="2">Ⅰ级：杂音弱，不易听到
Ⅱ级：较易听到的弱杂音
Ⅲ级：杂音较强，但无震颤
Ⅳ级：杂音强且伴有震颤
Ⅴ级：杂音很强，但听诊器不接触胸壁就听不到，伴有震颤
Ⅵ级：杂音很强，听诊器稍离开皮肤亦能听到，伴有明显震颤</td></tr>
</table>

续表

项目	参考范围
心功能分级	Ⅰ级：仅有心脏病的体征（如杂音），但体力活动不受限制 Ⅱ级：一般体力活动无症状，但较重的劳动后可引起疲劳，心悸及呼吸急促等 Ⅲ级：能耐受较轻的体力活动，短程平路尚能健步而行，但步行时间稍长，快步或常速上三楼时，可发生呼吸急促、心悸等 Ⅳ级：体力活动能力完全丧失，休息时仍有心力衰竭的症状和体征，如呼吸困难、水肿、肝肿大等，活动时症状加剧
婴儿心功能分级	Ⅰ级：无症状，吮乳和活动与正常儿无异 Ⅱ级：乳儿吮乳时可有轻度呼吸急促或多汗，年长儿活动时有异常的呼吸困难，但生长发育尚正常 Ⅲ级：吮乳和活动有明显的呼吸急促，喂哺时间延长，生长发育因心力衰竭而落后 Ⅳ级：休息时仍有症状，呼吸急促，有三凹征、呻吟和多汗

附录五

儿科临床常用退热药

一、常用药物

在临床上儿科常用的退热药（或其主要成分）主要有以下几种：

1. 扑热息痛

又名对乙酰氨基酚，是一种较安全的退热药，其退热效果与剂量成正比，但剂量过大会引起肝肾功能损害，因此，使用时应严格遵守剂量要求，不能过量。用法用量：10～15mg/kg，4～6h一次。代表药有泰诺林、小儿百服宁滴剂等。

2. 布洛芬

为非甾体类抗炎药，具有明显的解热镇痛作用，副作用少，本品可以代替肌肉注射退热药，适用于感染性疾病所致高热患儿。用法用量：5～10mg/kg，6～8h一次。代表药为托恩口服溶液、小儿美林糖浆。

3. 安痛定

又名复方氨基比林，是临床上常用的一种退热药，但若短期内反复多次注射本品易致急性粒细胞缺乏症，有致命危险。对于某些患儿来说，本药有诱发急性溶血性贫血、皮疹等副作用。此外，如注射本品剂量过大会使患儿出汗过多，体温骤降，易引起虚脱，因此，婴幼儿禁用，年长儿慎用。用法用量：2岁以下，一次0.5～1mL；2～5岁，一次1～2mL；大于5岁，一次2mL。

4. 安乃近

主要副作用为肾毒性、胃肠道出血、严重皮疹，致死性粒细胞缺乏为其最严重副作用。目前有很多国家禁止使用或限制使用本品，但国内有的地方医院还在使用，值得引起高度重视。

5. 阿司匹林

这是一种历史悠久的退热药，退热作用较强，但副作用大，可引起阿司匹林哮喘、瑞氏综合征等，目前在国内儿科中趋于淘汰，使用时应遵照医嘱，按时按量服用。

6. 尼美舒利

为非甾体抗炎药，具有抗炎、镇痛、解热作用。可用于慢性关节炎（如类风湿关节炎和骨关节炎等）、手术和急性创伤后的疼痛、耳鼻咽部炎症引起的疼痛、上呼吸道感染引起的发热等。用法用量：成人一次 0.05 ～ 0.1g，每日 2 次，餐后服用；儿童 5mg/kg/ 日，分 2 ～ 3 次服用。本品可引起胃灼热、恶心、胃痛、头晕、嗜睡、胃溃疡或肠胃出血等，极少情况下可出现过敏性皮疹以及史蒂文斯—约翰逊综合征 *。

二、注意事项

1. 退热的同时要注意着重针对病因的治疗。

2. 儿童发热多具自限性，无生命威胁，因此选用退热药主要依据是其疗效及副作用。研究表明，退热药的强度依次是布洛芬、对乙酰氨基酚、安乃近、复方氨基比林和阿司匹林，前两种退热药短期使用常规剂量副作用轻，可作为首选退热药。

3. 半岁以内婴儿发热时不宜用退热药来降低体温，而应选用物理降温，如松开包被、洗温水澡等。

4. 不同的退热药最好不要同时使用。

---

* 史蒂文斯—约翰逊综合征（Stevens-Johnson syndrome, SJS），是"多型性红斑"的一种，可导致表皮细胞死亡，使真皮与表皮分离，是一种可致命的皮肤疾病。表现为广泛散布的红斑性大疱，口腔、眼部及咽部等处黏膜糜烂，同时可伴有高热、头痛、关节痛等全身症状。病程 4 周左右，在未使用激素前，死亡率曾达 30%。其发生与多种因素有关，如全身用药、局部用药、感染、恶性肿瘤和胶原血管性疾病等。

图书在版编目（CIP）数据

实用急救手册 / 袭雷鸣，李慧主编. --2 版. --北京：华夏出版社
有限公司，2023.1

ISBN 978-7-5080-9900-2

Ⅰ.①实…　Ⅱ.①袭…　②李…　Ⅲ.①急救—手册　Ⅳ.①R459.7

中国版本图书馆 CIP 数据核字（2019）第 299362 号

实用急救手册

主　　编	袭雷鸣　李　慧	
责任编辑	梁学超	
出版发行	华夏出版社有限公司	
经　　销	新华书店	
印　　刷	三河市少明印务有限公司	
装　　订	三河市少明印务有限公司	
版　　次	2023 年 1 月北京第 2 版	
	2023 年 1 月北京第 1 次印刷	
开　　本	710×1000　　1/16	
印　　张	13	
字　　数	223 千字	
定　　价	59.00 元	

华夏出版社有限公司　　地址：北京市东直门外香河园北里 4 号　邮编：100028
网址：www.hxph.com.cn　　电话：(010)64663331(转)
若发现本版图书有印装质量问题，请与我社营销中心联系调换。